Aprenda a alimentarse

Si este libro le ha interesado y desea que lo mantengamos informado de nuestras publicaciones, escríbanos indicándonos cuáles son los temas de su interés (Astrología, Autoayuda, Esoterismo, Qigong, Naturismo, Espiritualidad, Terapias Energéticas, Psicología práctica, Tradición...) y gustosamente lo complaceremos.

Puede contactar con nosotros en
comunicación@editorialsirio.com

Traducido del francés por David García Valverde
Diseño de portada: Editorial Sirio, S.A.

© de la edición original
Editions Soleil

© de la presente edición

EDITORIAL SIRIO, S.A.	EDITORIAL SIRIO	ED. SIRIO ARGENTINA
C/ Panaderos, 14	Nirvana Libros S.A. de C.V.	C/ Paracas 59
29005-Málaga	Camino a Minas, 501	1275- Capital Federal
España	Bodega nº 8,	Buenos Aires
	Col. Lomas de Becerra	(Argentina)
	Del.: Alvaro Obregón	
	México D.F., 01280	

www.editorialsirio.com
E-Mail: sirio@editorialsirio.com

I.S.B.N.: 978-84-7808-886-7
Depósito Legal: MA-60-2013

Impreso en Imagraf

Printed in Spain

Cualquier forma de reproducción, distribución, comunicación pública o transformación de esta obra sólo puede ser realizada con la autorización de sus titulares, salvo excepción prevista por la ley. Diríjase a CEDRO (Centro Español de Derechos Reprográficos, www.cedro.org) si necesita fotocopiar o escanear algún fragmento de esta obra.

Dr. Soleil

Aprenda a alimentarse

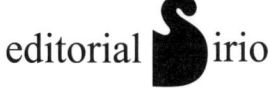
editorial Sirio

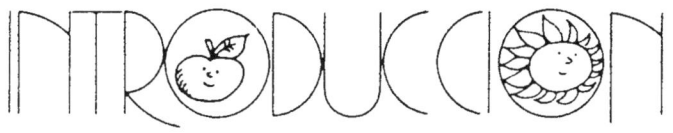

INTRODUCCION

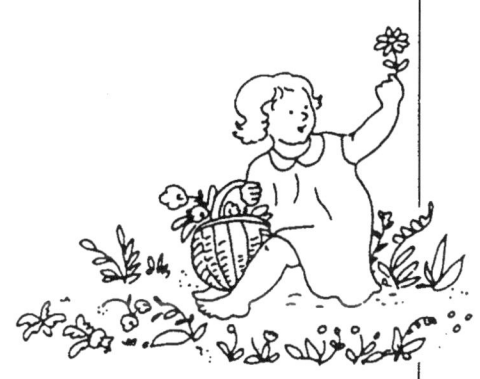

Las personas nos convertimos en lo que olemos, en lo que tocamos, en lo que vemos, en lo que oímos y en lo que comemos.

Nos convertimos en lo que sentimos emocionalmente.

Nos convertimos en lo que pensamos.

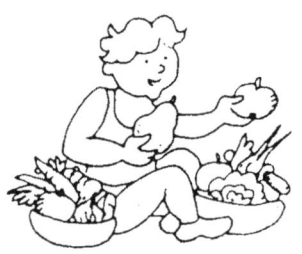

Nos alimentamos de aire, de agua, de sol, de productos de la tierra y del contacto con todo lo que nos rodea.

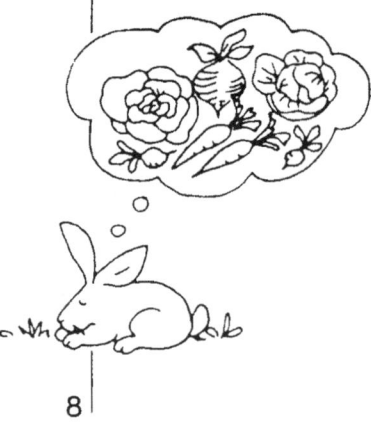

Cuanto más directa es la relación que mantenemos con la naturaleza y más ricos en sustancias vivas son los alimentos que ingerimos, nuestro cuerpo se hace más esbelto, más fuerte, más móvil y más ágil.

Cuanto más se libera nuestra vida afectiva de las emociones que nos encarcelan (miedos, prejuicios, cóleras, frustraciones), más se libera nuestra mente de sus limitaciones y más puede desarrollarse nuestra vida espiritual.

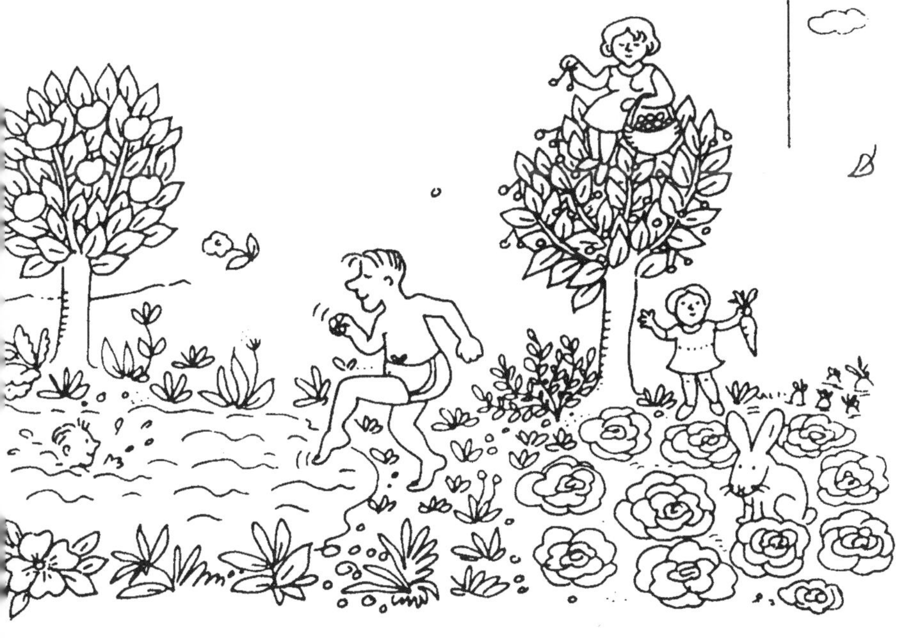

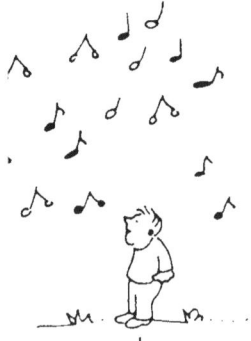

La Salud

El equilibrio de nuestra fisiología y de nuestra salud física depende de tres funciones: la alimentación, el metabolismo y la eliminación.

Si comparamos nuestro cuerpo con una estufa de carbón, la alimentación es el combustible, el metabolismo es la combustión y la eliminación es la evacuación de los desechos.

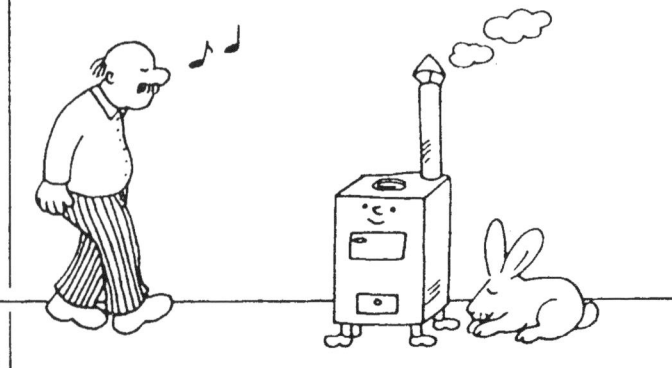

Demasiados alimentos o demasiado pocos, alimentos inadecuados, un mal funcionamiento por disminución del metabolismo y una eliminación in-

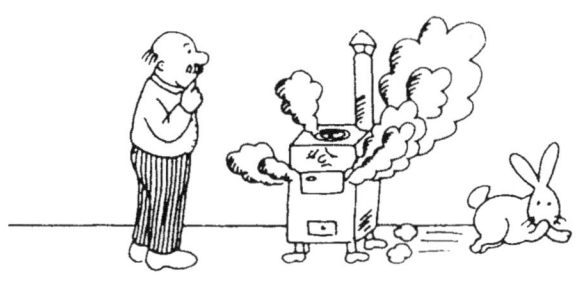

«TIRA MAL»

suficiente, provocan un estancamiento dentro del cuerpo de los desechos que habrían debido ser evacuados: estos desechos son las toxinas. Su presencia provoca síntomas (sensaciones desagradables) cuyo papel es el de avisarnos de que se está produciendo un desequilibrio.

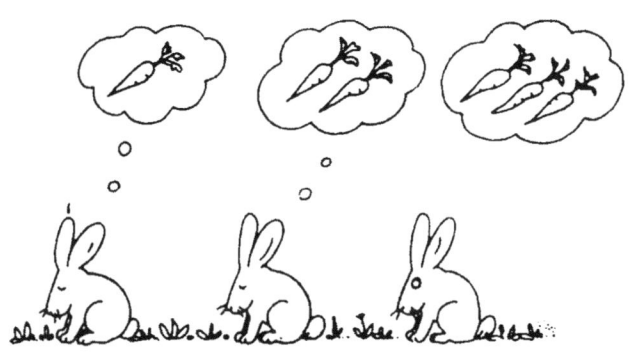
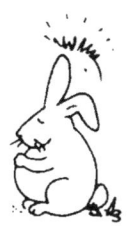

ALIMENTOS

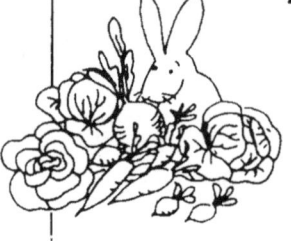 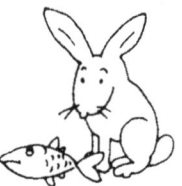

Demasiados   *Demasiado pocos*   *Inadecuados*

CONSECUENCIAS

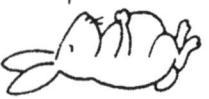 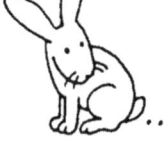 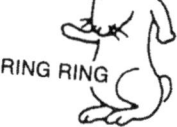

Disminución del metabolismo   *Eliminación insuficiente*   *Timbre de alarma*

SÍNTOMAS

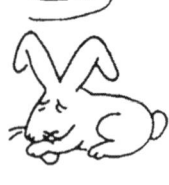 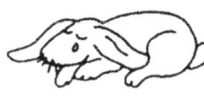 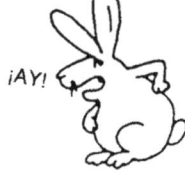

Síntomas mentales   *Síntomas emocionales*   *Síntomas físicos*

Si hacemos caso omiso a esos timbres de alarma, la capacidad de eliminación de nuestros órganos excretores (hígado, riñones, intestinos, pulmones, piel) pronto se satura y aparecen síntomas generales de intoxicación:

— *síntomas mentales:* mente confusa, impresión de estar enredado «en algodón», lenta formación de ideas, memoria defectuosa, indecisión, etc.

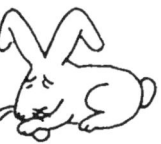

— *síntomas emocionales:* impresión de cansancio, depresión, falta de ánimo, mal humor, ansiedad, etc.

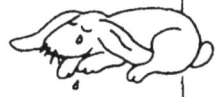

— *síntomas físicos:* párpados hinchados o pegados, ojos rojos, amarillos, vista nublada, necesidad de sonarse, nariz taponada, boca pastosa o seca, lengua con una capa blanca o amarilla, necesidad de toser o de escupir, mal aliento, picores en el cuero cabelludo, dolores de cabeza, de estómago, de vientre o de otras

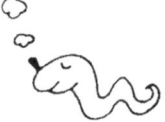

partes del cuerpo; dolores, pesadeces, rigideces y debilidades en las articulaciones y en los músculos, trastornos de la piel y del cabello, vértigos, fatiga general, etc.

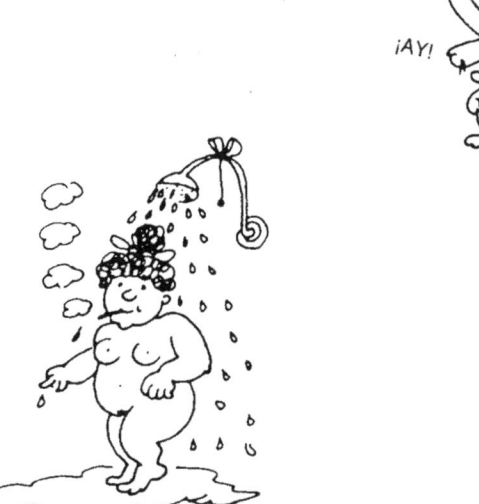

Todos estos síntomas corresponden a una sobrecarga de los mecanismos de eliminación del cuerpo y a un principio de intoxicación general.

Al despertar son intensos (los factores de eliminación están al máximo entre las cinco y las diez de la mañana). Desaparecen en cuanto se toman alimentos o estimulantes (café, té, chocolate, cigarrillos, azúcar, etc.) que inhiben el trabajo de los órganos emuntorios. Se obtiene entonces una sensación de mejoría inmediata, aunque al precio de agravar la intoxicación.

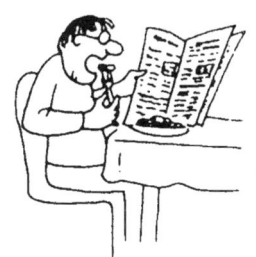

En lugar de desayunar, sería preferible no tomar nada más que agua (o, como mucho, zumos de frutas, de legumbres o de otras bebidas naturales) hasta media mañana, incluso hasta medio día. (¡No tomar más que dos comidas al día es el mejor seguro de enfermedad que existe!)

Cuando la intoxicación se hace más seria, se producen enfermedades agudas y a continuación aparecen las enfermedades crónicas.

El restablecimiento de la salud es sencillo en realidad; basta con:

— *favorecer la eliminación ayudando al organismo a desintoxicarse,*

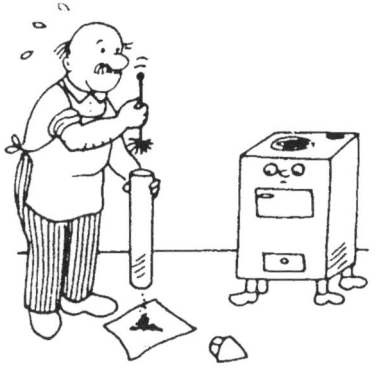
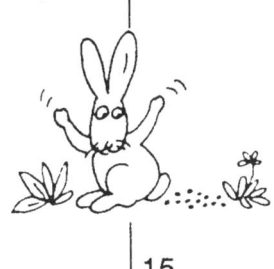

— *estimular las combustiones mediante el ejercicio físico y las técnicas de puesta a punto,*

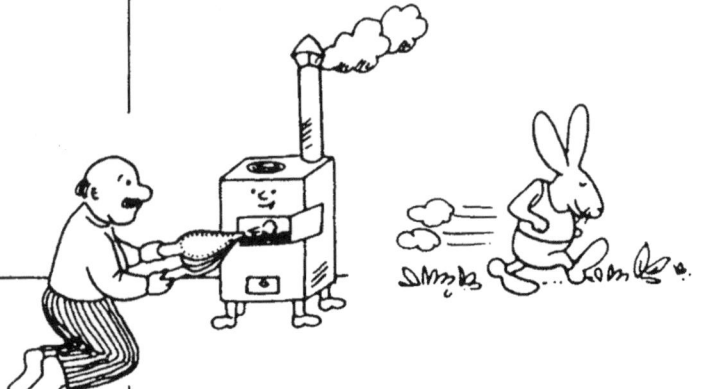

— *reajustar la alimentación en cantidad y en calidad, aprendiendo a alimentarse sanamente.*

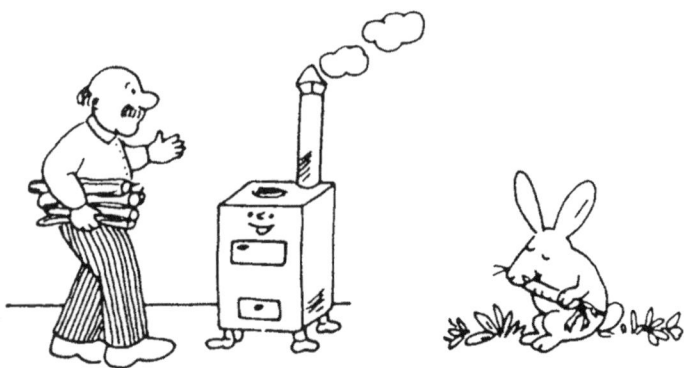

LA VITALIDAD DE LOS ALIMENTOS

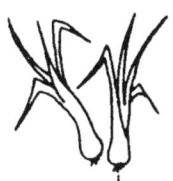
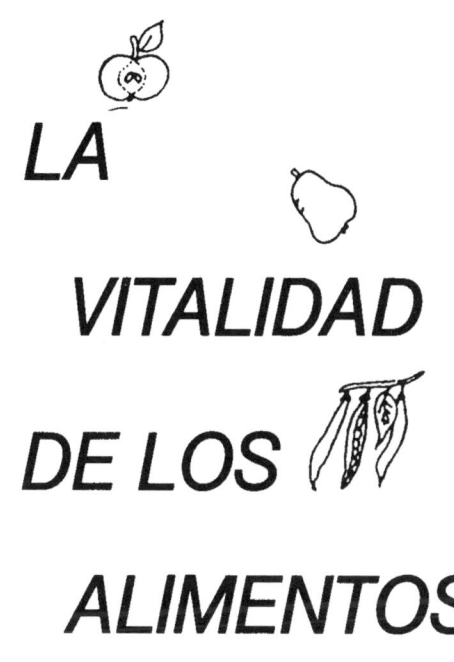

Los alimentos pueden ser clasificados en cuatro grupos con arreglo al potencial vital que proporcionan a nuestro cuerpo:

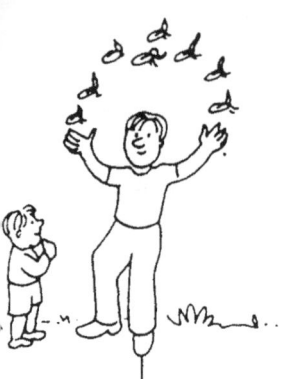

1. ALIMENTOS BIOGÉNICOS, QUE ENGENDRAN LA VIDA

Son la base cualitativa ideal de nuestra alimentación.
Son las semillas, los cereales, las leguminosas, las hierbas y legumbres germinadas o en estado de brotes pequeños.
Al comienzo de su crecimiento, las plantas tienen una enorme riqueza en sustancias que refuerzan la vitalidad de nuestras células, y les permiten una regeneración constante (vitaminas, minerales, oligo-elementos, aminoácidos, enzimas, hormonas vegetales, bioestimulantes, etc.).

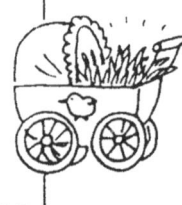

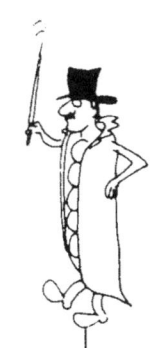

2. ALIMENTOS BIOACTIVOS, QUE ACTIVAN LA VIDA

Constituyen la base cuantitativa ideal de nuestra alimentación. Son las bayas, frutas, hierbas, legumbres, leguminosas, semillas, cereales y oleaginosos maduros y consumidos en perfecto estado, crudos o en remojo.
Los alimentos biogénicos y bioactivos forman la categoría de los alimentos vivos. Han sido previstos por la naturaleza para asegurar la vida y el bienestar del ser humano. Su consumo proporciona salud y vitalidad en cualquier edad.

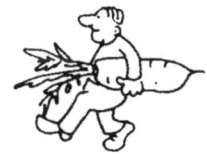

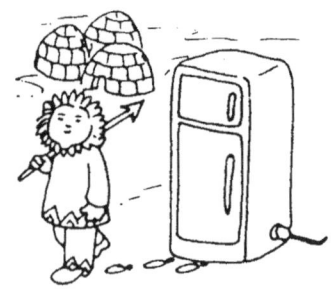

3. ALIMENTOS BIOSTÁTICOS, QUE MODERAN LA VIDA

Están constituidos por los alimentos cuyas fuerzas vitales han disminuido con el tiempo (alimentos crudos almacenados), a causa del frío (refrigeración, congelación) o por el calor (cocción).
La utilización de alimentos biostáticos es el resultado de costumbres sociales. Su consumo asegura el funcionamiento mínimo de nuestro organismo, pero origina el envejecimiento de las células, puesto que no proporciona las sustancias vivas necesarias para su regeneración.

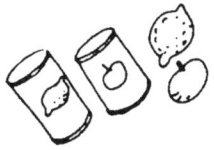

4. ALIMENTOS BIOCÍDICOS, QUE DESTRUYEN LA VIDA

Se han convertido en algo fundamental en la alimentación occidental.
Son todos los alimentos cuyas fuerzas vitales han sido destruidas por los procesos físicos o químicos de refinamiento, conservación o preparación.
Los alimentos biocídicos han sido inventados por el hombre para su perdición. Poco a poco van envenenando sus células con las sustancias nocivas que contienen.

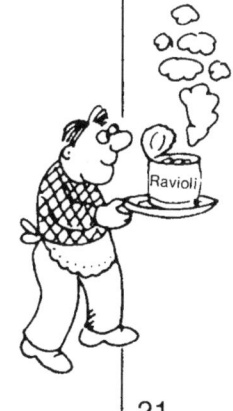

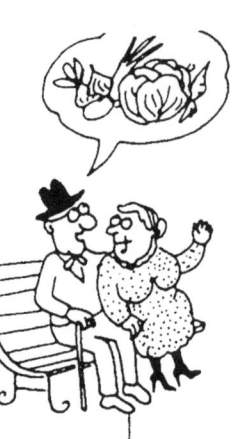

Es preciso saber que cualquier producto químico, aunque sea en dosis pequeñas, añadido a los alimentos es tóxico. Los procedimientos modernos de agricultura y de tratamiento industrial de los alimentos proporcionan a nuestro cuerpo sustancias que paralizan nuestro instinto alimenticio, perturbando la asimilación y bloqueando la evacuación.

Debilitan paulatinamente nuestro sistema de defensas, son la causa de múltiples trastornos de salud y abren la puerta a las enfermedades llamadas de la civilización (enfermedades cardio-vasculares, reumatismos, diabetes y otras enfermedades degenerativas, también enfermedades mentales).

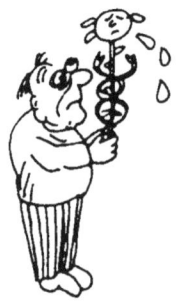

El Equilibrio
ALIMENTICIO

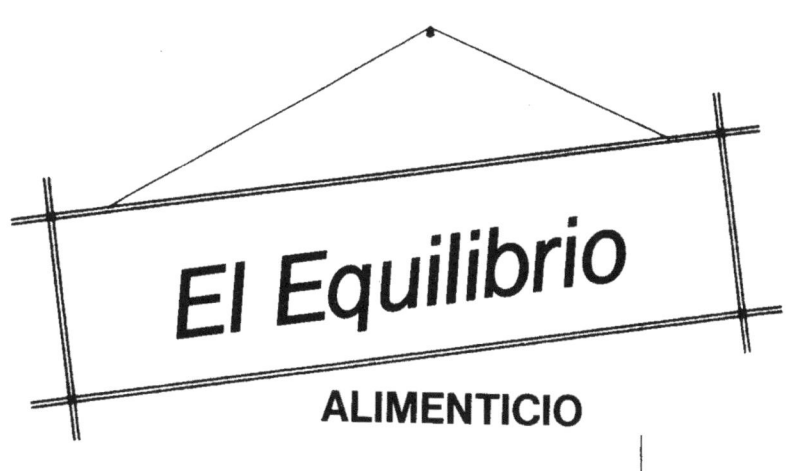

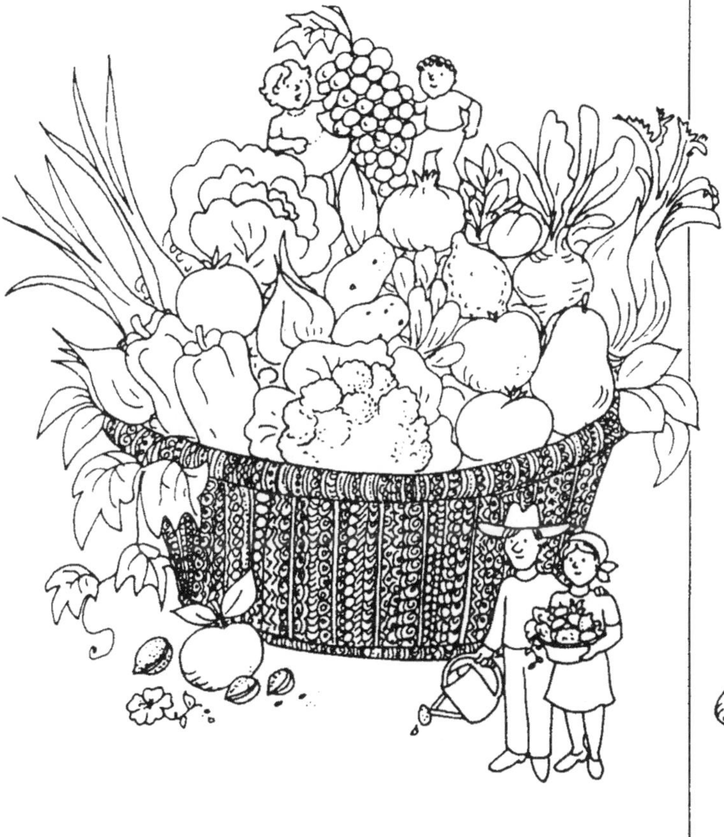

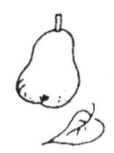

Nuestro cuerpo está formado para que funcione con los elementos vivos contenidos en los alimentos naturales.

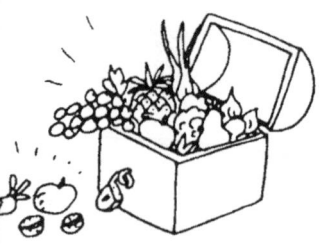

El tesoro de la Vitalidad

En realidad, lo que cuenta ante todo es el grado de vitalidad. Así, el trigo germinado es biogénico, los granos de trigo crudos o en remojo son bioactivos; si está cocido es biostático y si se trata con agentes químicos de conservación, se convierte en biocídico.

Cualquier fruto cogido cuando está maduro es bioactivo;

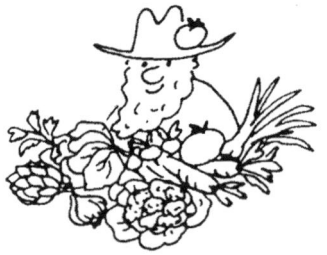

Después de almacenarlo o de cocerlo, es biostático y conservado con agentes químicos de conservación, se hace biocídico.

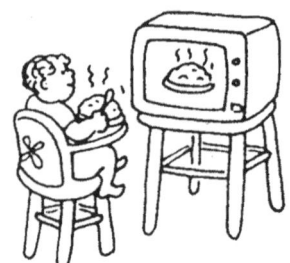

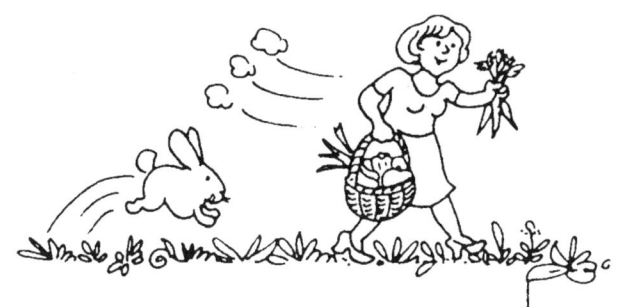

Los alimentos biogénicos y bioactivos (alimentos vivos) proporcionan energía a nuestro cuerpo, mientras que los alimentos biostáticos y biocídicos se la quitan. Consumidos en grandes cantidades, estos alimentos cuyas fuerzas vitales han sido destruidas imponen un importante trabajo de desintoxicación para nuestro organismo y movilizan durante horas su sistema inmunológico (durante la digestión, provocan una fuerte elevación del conjunto de los glóbulos blancos sanguíneos, aumentan la tensión arterial y la temperatura, etc.). Este estímulo puede parecer agradable, dado que provoca una breve euforia, pero a continuación seguirá un intenso cansancio. Poco a poco, a fuerza de estimularnos artificialmente, descargamos nuestras baterías de energía vital y nos hacemos vulnerables física, emocional y mentalmente.

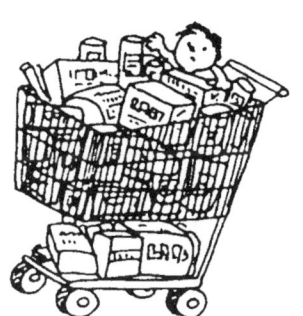

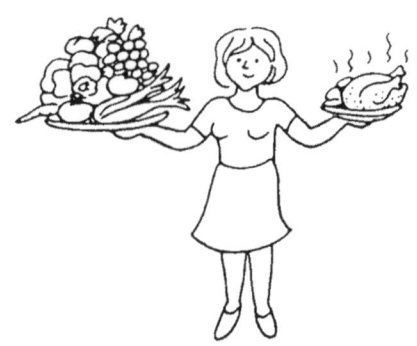

No se trata, sin embargo, de renunciar totalmente a esos alimentos: si consumimos en total entre un 60 y un 80 % de alimentos vivos podemos metabolizar sin dificultad entre el 20 y el 40 % de alimentos biostáticos... y algunos % de alimentos biocídicos.

Si comprendemos eso, nos libraremos de cualquier sentimiento de culpabilidad cuando consumamos alimentos biostáticos o biocídicos por el placer del paladar o de la vida en sociedad. Mientras su consumo no supere nuestra capacidad de evacuación, tenemos la sensación de un estado de bienestar constante. Si su cantidad es excesiva, sentimos cansancio y mal humor, síntomas desagradables y finalmente sufrimos enfermedades cada vez más frecuentes.

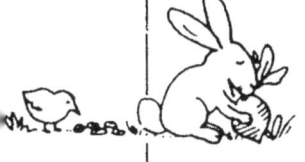

Tomando alimentos desnaturalizados en pequeña proporción, estaremos libres de todo sectarismo alimenticio, lo cual nos permitirá proseguir alegremente nuestra vida social.

Si nuestro organismo está sobrecargado de toxinas, aprenderemos a desintoxicarlo con medidas generales de limpieza del cuerpo, dietas de desintoxicación, lavados intestinales, medios naturales que ayuden a desinfectar el organismo (por ejemplo: el polen, la levadura de cerveza, las algas secas, vitaminas naturales, principalmente la A, la E y la C, fitoterapia, oligoterapia, homeopatía, remedios de flores).

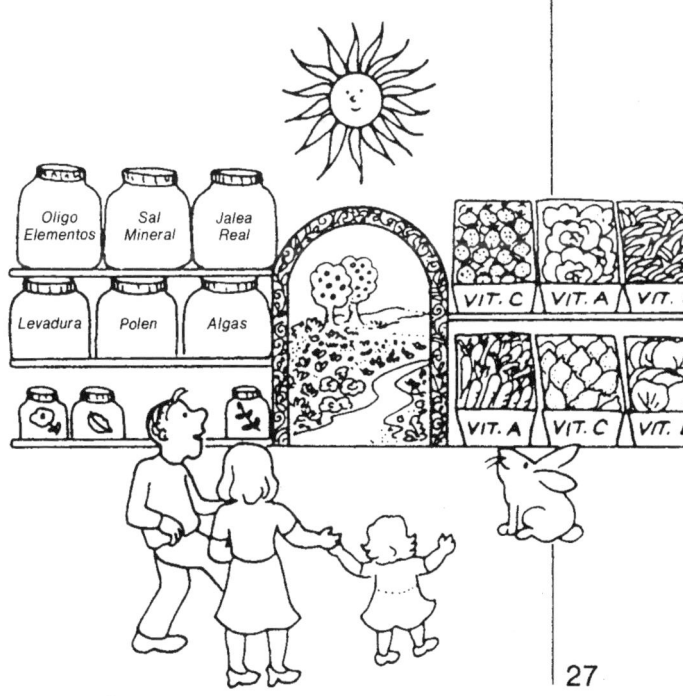

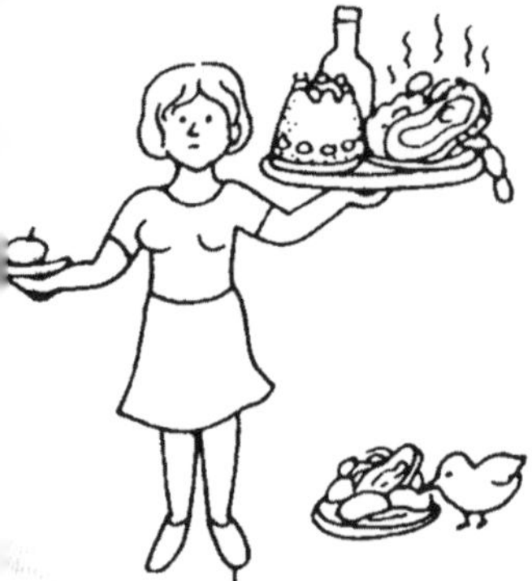

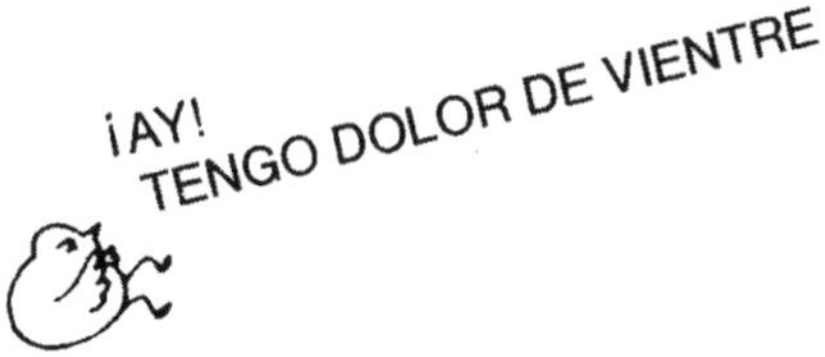

¡AY! TENGO DOLOR DE VIENTRE

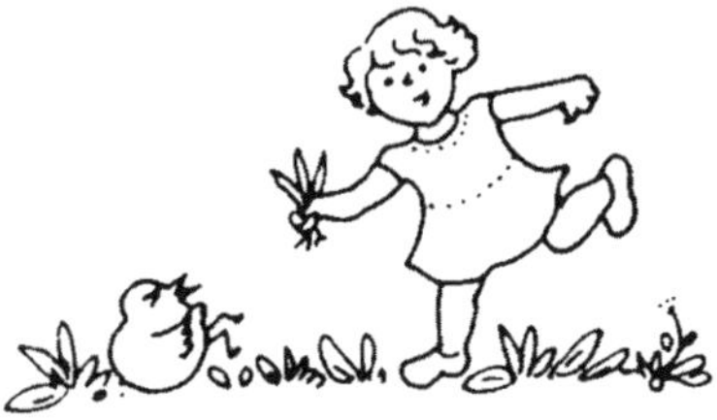

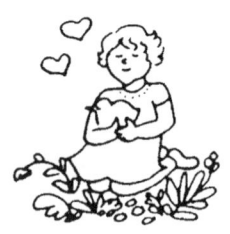

En cualquier momento, y sea cual sea nuestro estado, podemos desarrollar nuestra vitalidad sustituyendo progresivamente los alimentos que contaminan nuestro organismo por alimentos vivos. De esta forma, nos encaminaremos hacia una alimentación cada vez más equilibrada.

SEMILLAS GERMINADAS
Y BROTES JOVENES

a) **PARA HACER GERMINAR LAS SEMILLAS**

1. *Poner de una a tres cucharadas soperas de semillas cultivadas biológicamente en un tarro y cubrirlas con agua pura, sin cloro.*

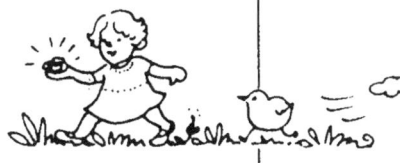

2. Dejarlas en remojo durante una noche (excepción: para el girasol descascarillado basta con cuatro horas), cubrir el tarro con una tela mosquitera sujeta con un elástico.

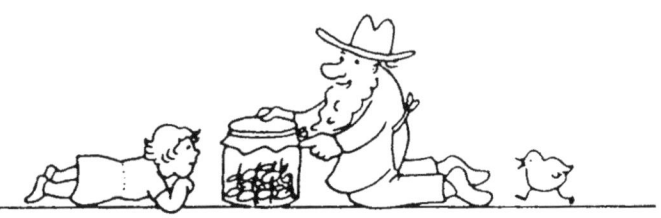

3. Vaciar el agua de remojo y enjuagar abundantemente bajo el grifo.

4. Colocar el tarro a 45 grados sobre un escurridero con la abertura hacia abajo y recubierto por un paño (penumbra).

5. Enjuagar dos veces al día.

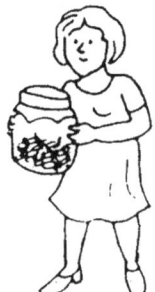

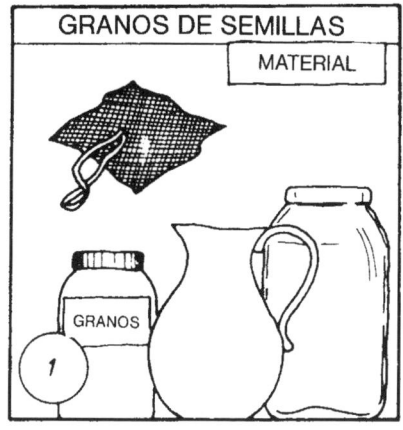
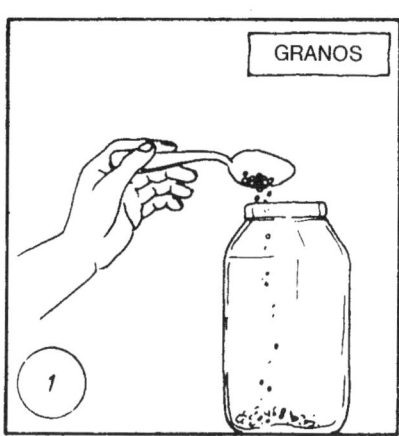
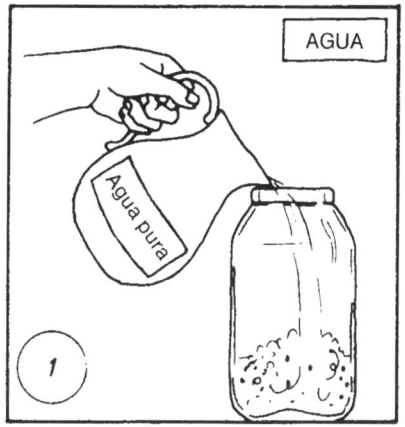
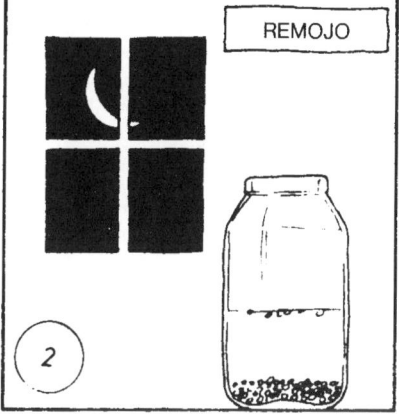
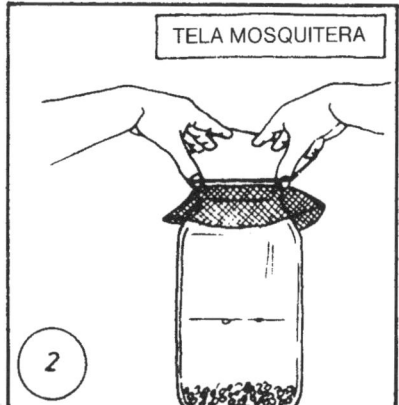
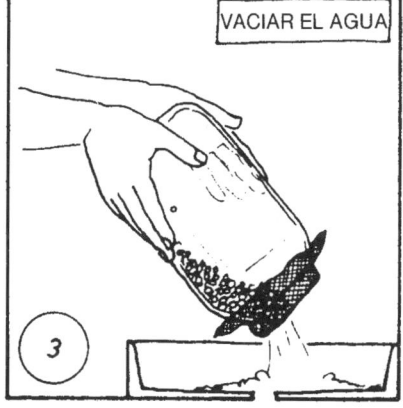

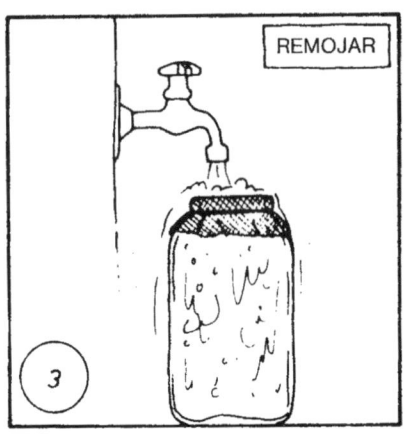
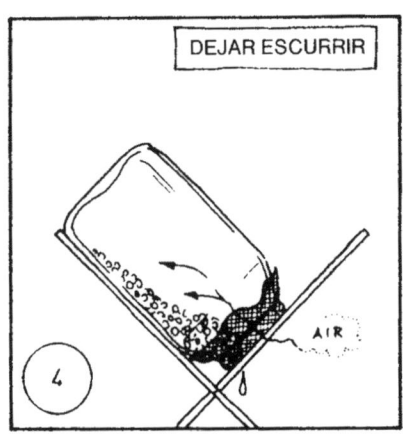
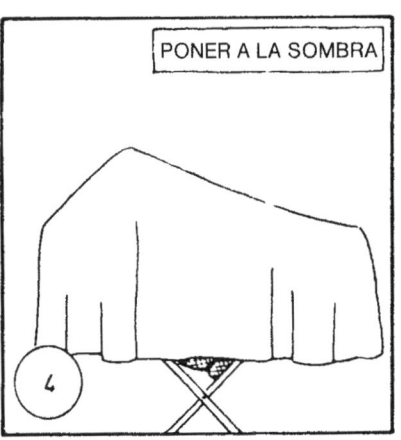
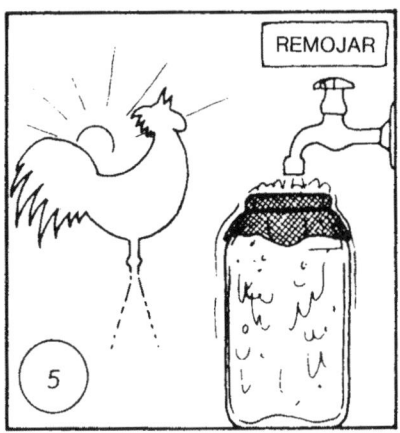
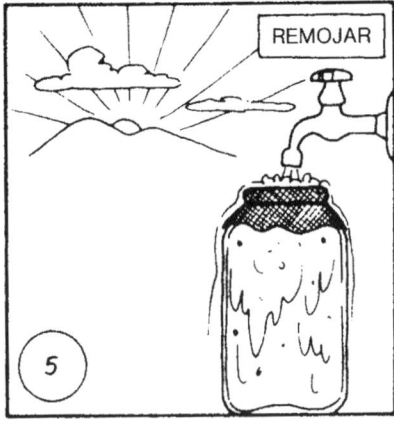
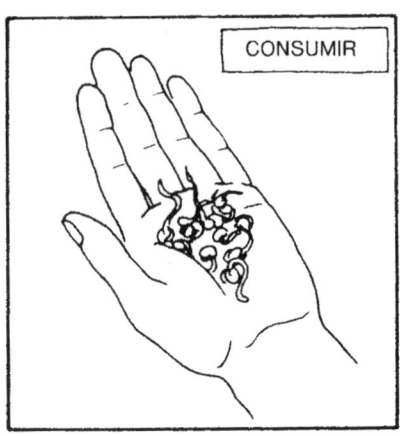

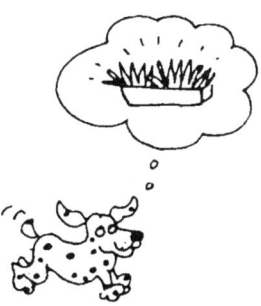

Las semillas germinadas están listas para comer o plantar después de una duración de:

Girasol descascarillado: listo para el consumo inmediatamente después del remojo.

Trigo, garbanzos: de dos a cuatro días.
Alfalfa: de seis a siete días.

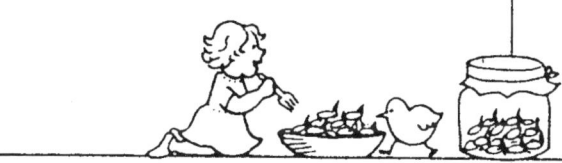

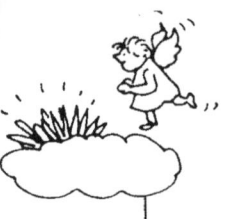

b) PARA CULTIVAR BROTES JÓVENES

1. Rellenar una bandeja con tierra vegetal.

2. Humedecer bien la tierra.

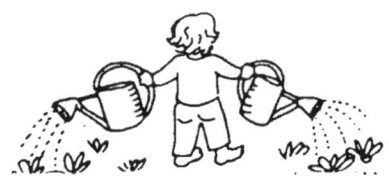

3. Extender los granos germinados en una capa única.

4. Recubrir con un plástico oscuro o con otra bandeja durante tres o cuatro días. Humedecer la tierra si es preciso.

5. Descubrir los brotes jóvenes y colocarlos a la luz del día, regándolos delicadamente para que la tierra permanezca húmeda.

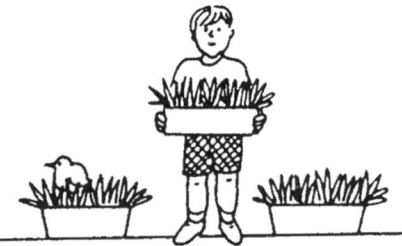

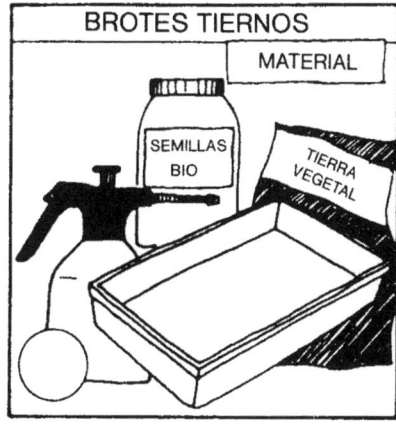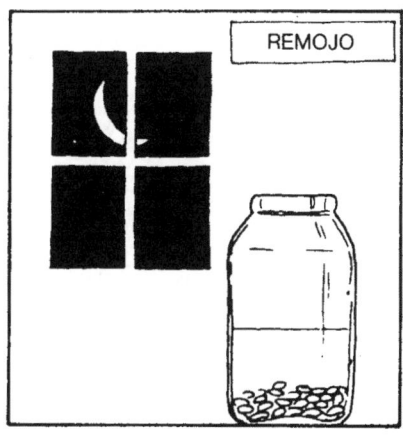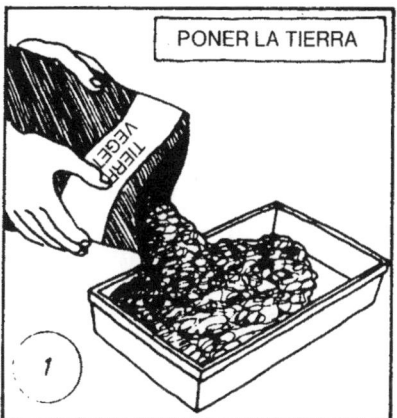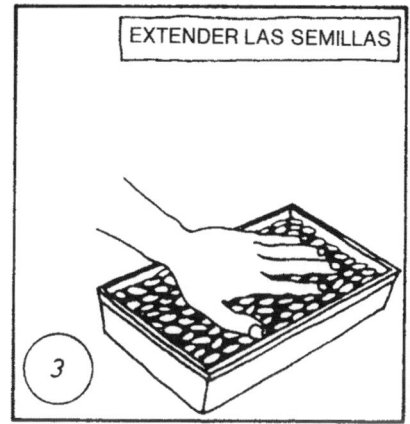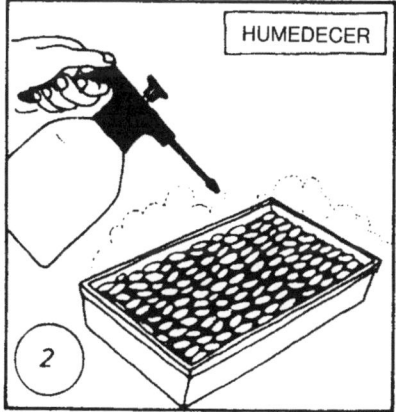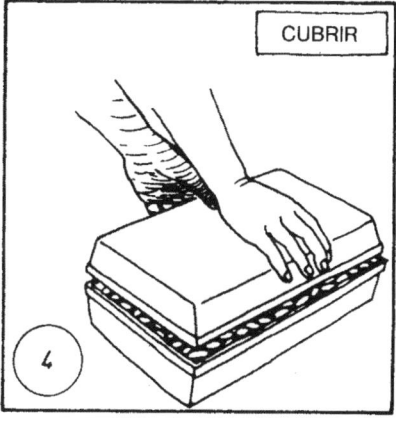

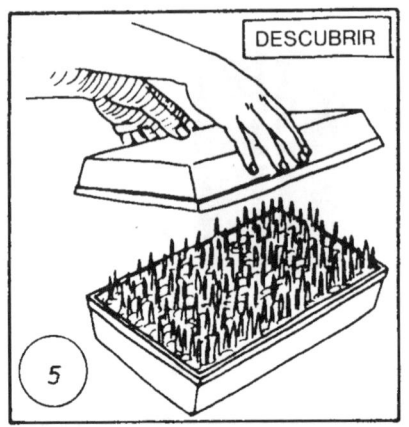
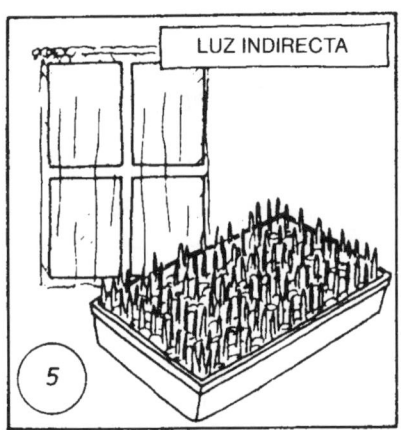
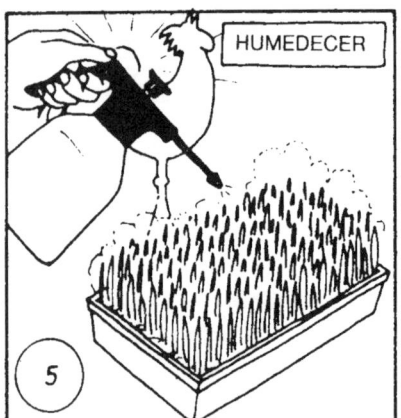
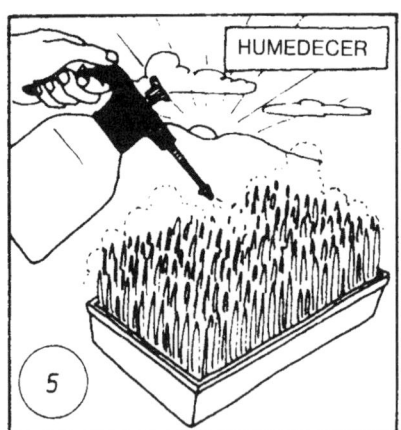
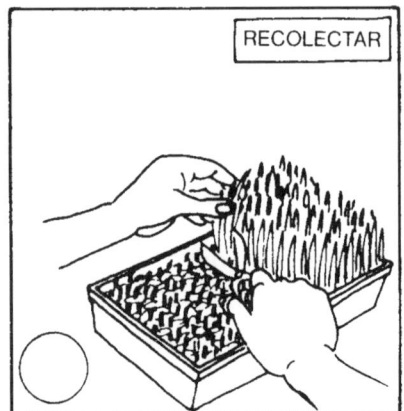
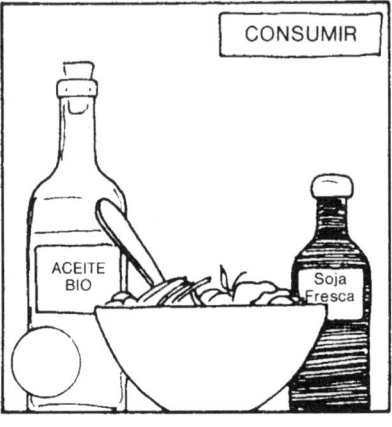

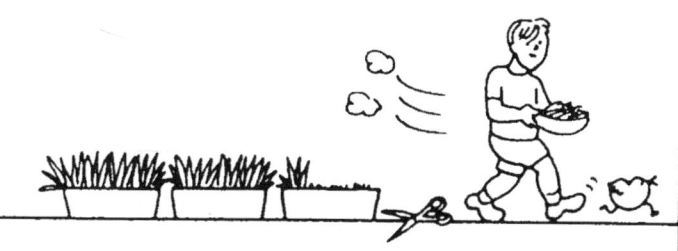

Los brotes verdes se cortarán cuando estén maduros (entre el séptimo y el decimoquinto día dependiendo de la especie), se tomarán con ensaladas, cortados o triturados (zumo de hierbas).

Las semillas más fáciles de hacer brotar son el trigo, el girasol, el trigo sarraceno no descascarillado, las lentejas, el centeno, la mostaza y el fenogreco.

También se pueden plantar en recipientes llenos de tierra rábanos, berros, lino (para estas tres especies las semillas deben remojarse, pero no deben estar germinadas), ajo, zanahorias, remolacha, etc. De esta forma se obtendrán brotes jóvenes ricos en clorofila y en sustancias vivas.

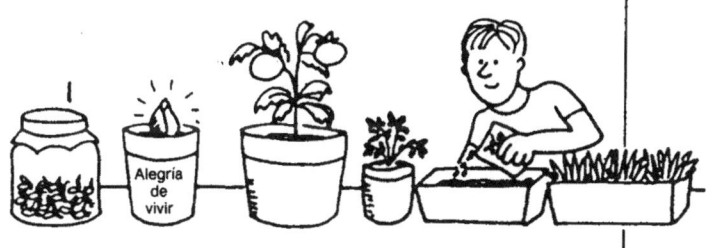

El descubrimiento de las semillas germinadas y de los brotes jóvenes nos permite desarrollar nuestra independencia frente al sistema comercial establecido, dado que nos convertimos en nuestro propio productor de alimentos saludables.

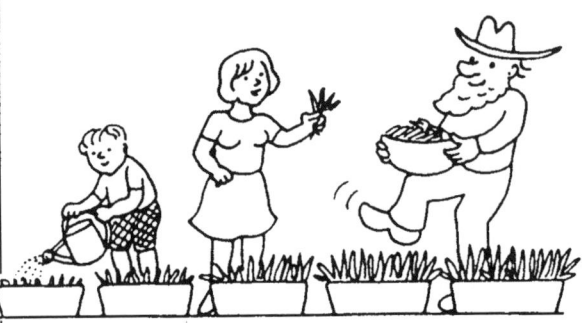

Un jardincillo interior con semillas germinadas y brotes jóvenes (que proporcionan, aunque sea en pocas cantidades, todos los aminoácidos, azúcares, grasas, vitaminas, oligo-elementos, enzimas y otras sustancias vivas necesarias para nuestro cuerpo), representa un capital de salud excepcional:

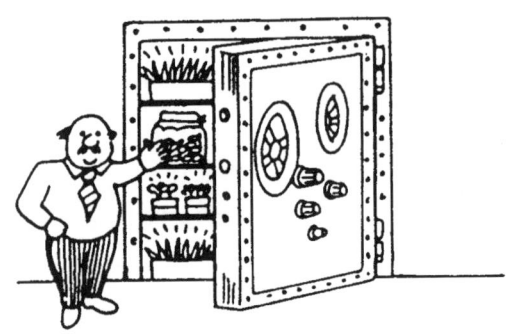

Desayuno

Permite equilibrar la alimentación, hacer ahorros importantes (una alimentación a base de alimentos biogénicos cuesta diez veces menos cara que una alimentación a base de carne y de alimentos industriales) y dejar de participar en el derroche de recursos alimenticios de nuestro planeta.

(Utilizando, en forma de semillas germinadas y brotes jóvenes, los cereales que se dan al ganado que posteriormente se convierte en carne en los países occidentales se podrían satisfacer varias veces las necesidades alimenticias de todos los habitantes de la tierra.)

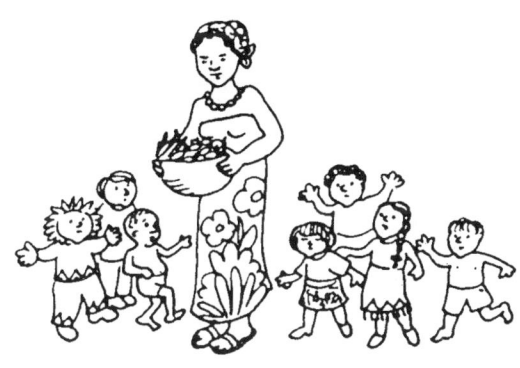

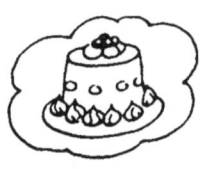

EL INSTINTO ALIMENTICIO

Con experiencias sucesivas, descubrimos paulatinamente los festines que la naturaleza nos reserva con el juego sutil de las energías del aire, del agua, del sol y de la tierra.

Una alimentación natural desintoxica nuestro organismo y despierta nuestro instinto alimenticio. Nuestro cuerpo sabe lo que necesita y nos lo indica de forma muy precisa. Nuestros cinco sentidos nos informan de las necesidades de nuestro organismo por sensaciones agradables que nos atraen hacia ese o aquel alimento.

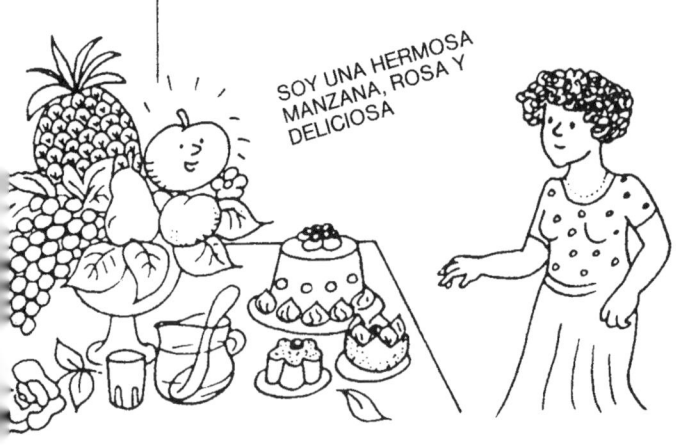

SOY UNA HERMOSA MANZANA, ROSA Y DELICIOSA

Estas sensaciones que nos dicen en voz baja lo que nos conviene, hemos de distinguirlas de las ganas psíquicas que nos llaman estrepitosamente hacia alimentos destinados no a equilibrar nuestro cuerpo, sino a alimentar nuestras obsesiones.

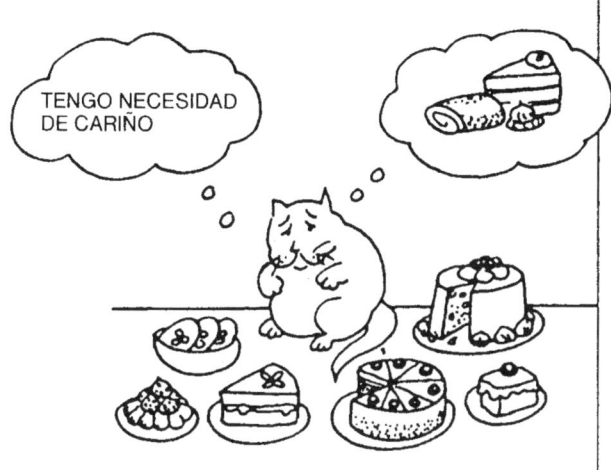

El instinto funciona mucho más fácilmente con alimentos vivos, no desnaturalizados. Las respuestas instintivas son claras entonces: cuando un alimento no nos conviene, nuestros sentidos nos lo indican mediante una sensación neutra o desagradable. Cuando corresponde a las necesidades de nuestro cuerpo, su olor y su gusto son muy atractivos, incitándonos de esa manera a comerlo.

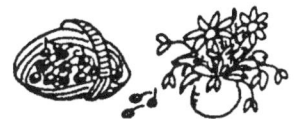

En cuanto nuestras necesidades se satisfacen, el olor y el sabor agradables dejan de serlo para dar lugar a sensaciones neutras o desagradables (sabor insulso, ácido, picante, áspero, amargo, astringente, etc.).

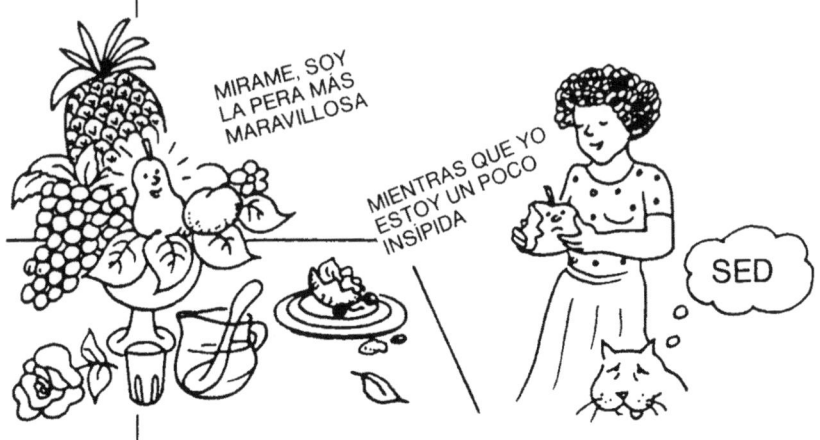

Si queremos permanecer insensibles a esas señales, hemos de utilizar anestesiantes del gusto y del olfato (azúcar y sal refinados, alcohol, café, tabaco, sustancias químicas) para poder continuar tomando alimentos que no nos convienen.

¡Haga la prueba con una fruta! Mientras le conviene, su sabor es delicioso. De pronto, éste cambia y ya no le apetece. Échele azúcar y crema... entonces podrá continuar comiendo!

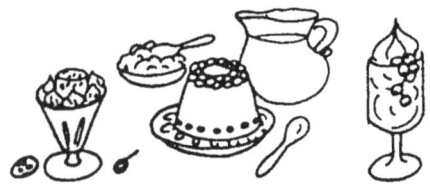

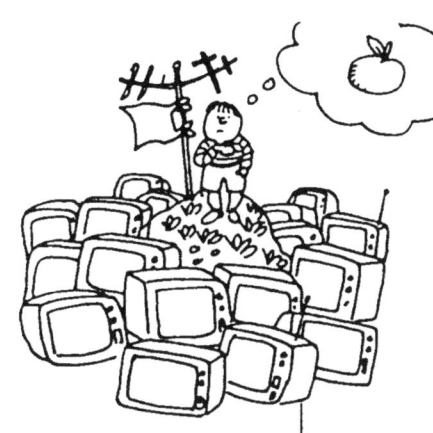

Nuestras costumbres educativas nos han enseñado a no tener en cuenta nuestro instinto alimenticio. Las manipulaciones industriales de los alimentos, la cocción, las mezclas, las especias, el hecho de tragar sin masticar y hablar mientras se come, de sufrir ruido y agitación durante las comidas, nos han hecho sordos a nuestras necesidades fisiológicas.

Reaprendiendo a comer y redescubriendo los alimentos vivos, podemos volver a encontrar a ese maravilloso guía de salud que es el instinto alimenticio. Ayunar un día a la semana no tomando más que líquidos o seguir una dieta de desintoxicación, limpia el organismo de las toxinas acumuladas y favorece el despertar de los mecanismos instintivos.

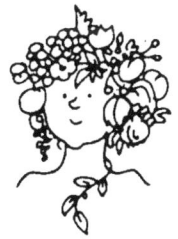

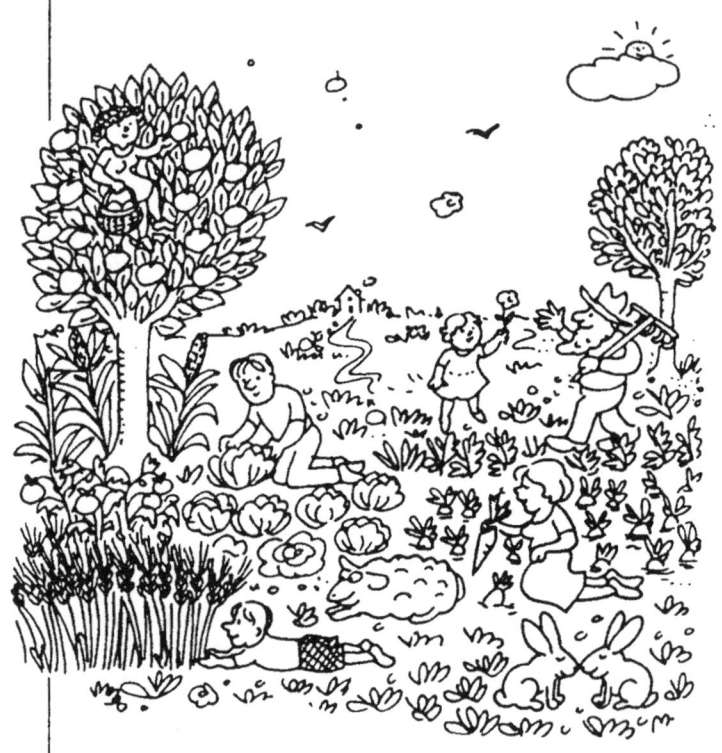

Cuando nuestro cuerpo está en equilibrio, las señales instintivas son fáciles de percibir y nos vemos guiados hacia una alimentación en la que cada bocado es una fiesta.

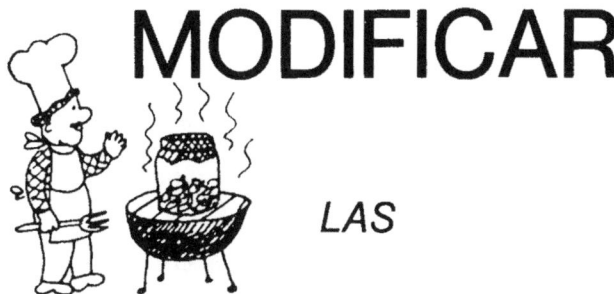

MODIFICAR LAS COSTUMBRES ALIMENTICIAS

Para comenzar, se trata de aprender a observar su forma de vida sin modificarla, para establecer la relación entre lo que se come y cómo se siente uno.

Después, no hay que cambiar bruscamente de costumbres, sino sustituir sencillamente algunos alimentos desnaturalizados por otros más ricos en vitalidad.

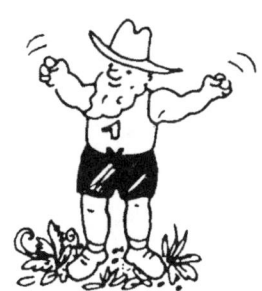

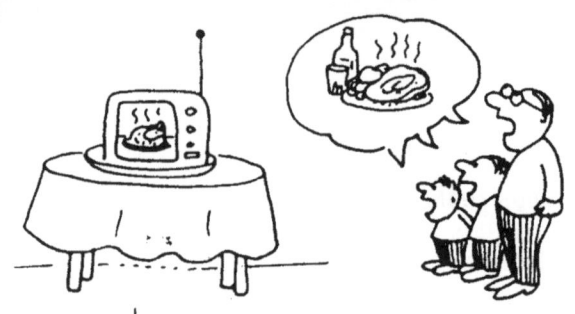

Hay que ir progresivamente, pues demasiados alimentos vivos pueden despertar funciones fisiológicas adormecidas y provocar reacciones de eliminación demasiado intensas (dichas reacciones hacen creer a mucha gente que no toleran los alimentos naturales). Cada uno debe preocuparse personalmente de explorar poco a poco nuevas formas de alimentarse, basadas en las necesidades reales de su cuerpo, mejor que en los condicionamientos sociales y en las presiones de la industria alimenticia.

De esta forma, las costumbres que acarrean trastornos de salud se verán sustituidas paulatinamente por la costumbre del bienestar.

En cuanto la alimentación nos proporciona las sustancias vitales que el cuerpo necesita, observamos una energía física constante, sin sobresaltos, un humor estable y una creatividad en constante expansión.

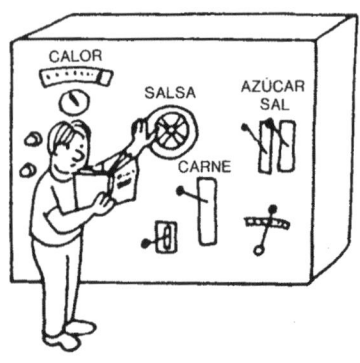

Numerosos estudios realizados sobre animales, deportistas, hombres sanos y enfermos, han confirmado la influencia determinante de la alimentación en la fuerza física, en el equilibrio emocional y en las funciones mentales.

La alimentación no es el único medio del que disponemos en el aprendizaje de la salud. Todas las técnicas de bienestar facilitan el despertar de nuestro instinto y de nuestra intuición. Nos ayudan a deshacernos de las costumbres y nos empujan siempre hacia una mayor movilidad y alegría de vivir.

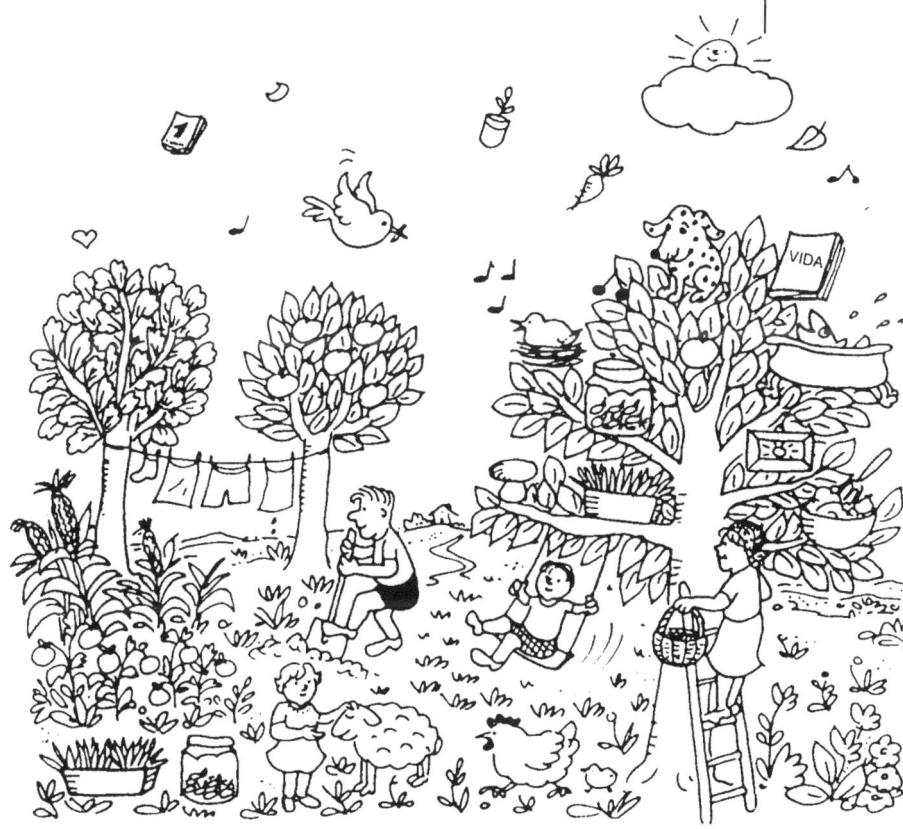

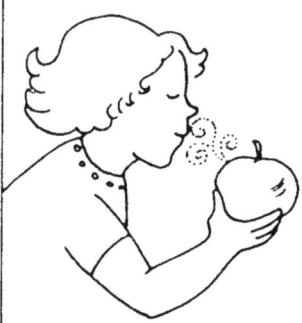

LA DIGESTIÓN

Cuando un alimento supera la primera etapa de selección por parte de la vista, del tacto, del olor y del gusto, desencadena la secreción de los jugos gástricos apropiados en cada nivel del tracto intestinal.

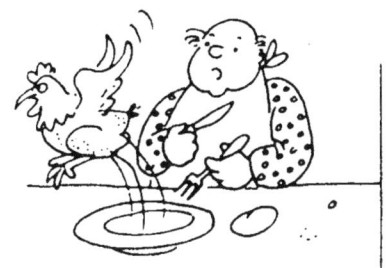

La segunda etapa, tiene lugar en la boca mediante la insalivación y la masticación, que convierten los alimentos en papilla.

Una higiene dental perfecta (enjuagado de la boca y cepillados de los dientes después de la comidas, masaje cotidiano de las encías, utilización del hilo dental) conserva la salud de los dientes, lo cual es importante para una buena masticación. (Estas medidas se han hecho necesarias en los países occidentales debido a la alimentación desnaturalizada: el cepillado natural de los dientes y de las encías mediante la masticación de los vegetales crudos y de cereales completos nos falta desde hace varias generaciones. Es indispensable masticar los alimentos durante mucho tiempo para triturarlos finamente y ensalivarlos abundantemente.

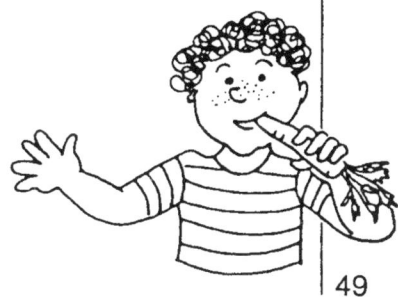

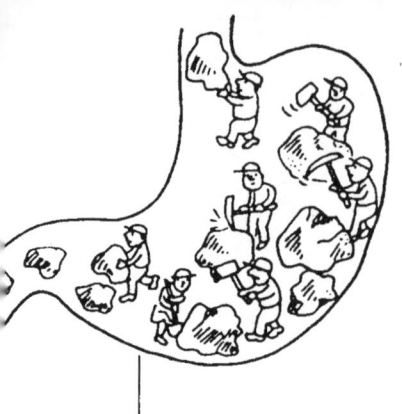

Gran número de problemas digestivos están relacionados con una masticación insuficiente y desaparecen si se sigue el consejo de Gandhi: «No traguéis los alimentos sólidos hasta que no estén tan masticados que se hagan líquidos». Según las tradiciones antiguas de la India, gran parte de la energía vital (prana) de los alimentos se absorbe en la boca durante la masticación.

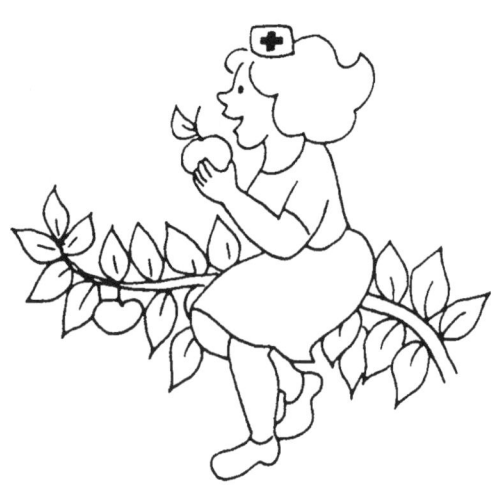

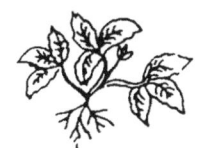

La tercera etapa es el comienzo de la digestión: los alimentos tragados descienden por el esófago hasta el estómago, en el que gracias al ácido clorhídrico, a las enzimas de las glándulas estomacales y a los movimientos peristálticos son desmontados en «piezas separadas».

Beber mientras se come perturba este proceso, ya que diluye las secreciones digestivas.

La cuarta etapa, la de la digestión y asimilación, tiene lugar en el duodeno y en el intestino delgado donde los alimentos continúan siendo divididos en moléculas simples por los jugos digestivos, las enzimas pancreáticas y la bilis (elaborada por el hígado y almacenada en la vesícula biliar).

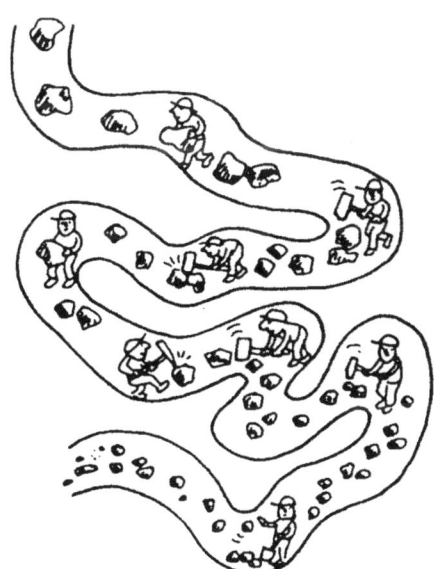

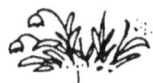

Posteriormente estas moléculas son absorbidas por las células de la pared intestinal y pasan a la linfa y a la sangre para llegar a las células del cuerpo.

La quinta etapa es la formación de las sales. Tiene lugar en el intestino grueso en el que se reabsorbe el agua así como las vitaminas sintetizadas por la flora intestinal. Esta última desempeña un papel primordial en el sistema de defensa del cuerpo. Los antibióticos y las sustancias biocídicas la destruyen.

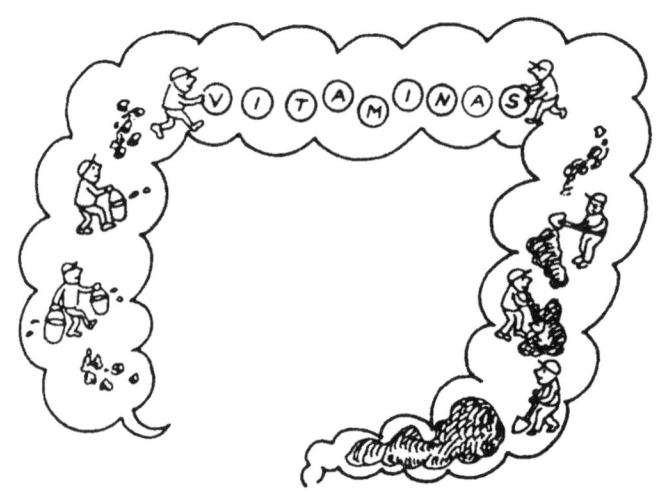

La sexta etapa es la evacuación de las sales a través del recto y del ano. La defecación se produce normalmente de una a tres veces al día. El estreñimiento (sales duras y poco frecuentes) es fuente de numerosos trastornos. En la mayor parte de las ocasiones se debe a una alimentación demasiado refinada y se corrige en cuanto se toman más alimentos naturales.

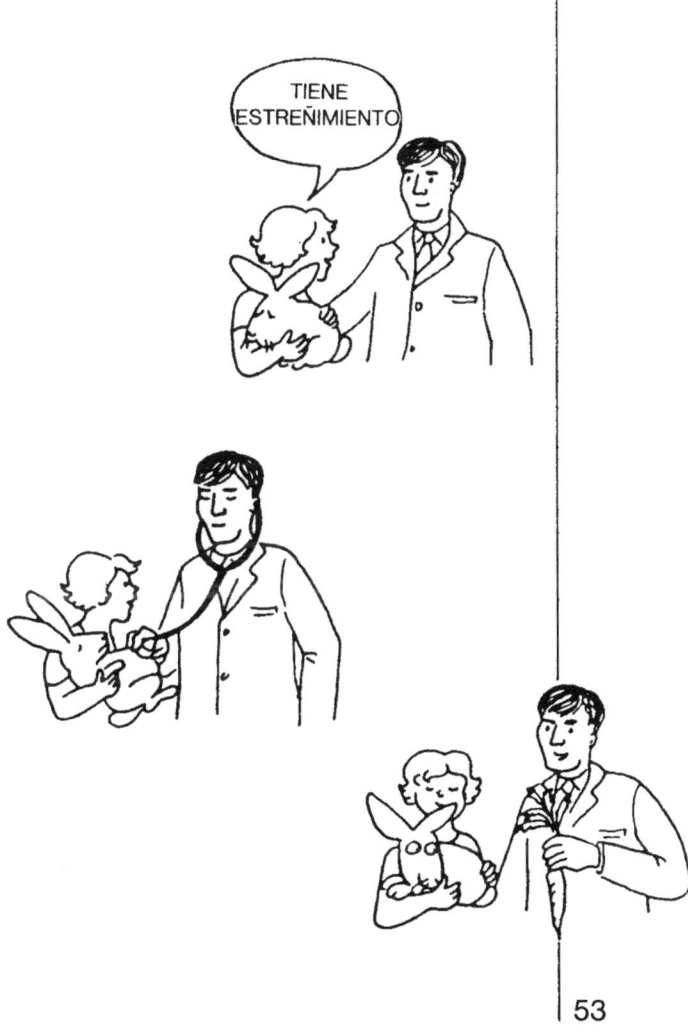

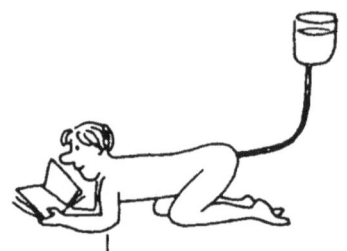

En caso de gases o de hinchazones de vientre (síntomas de fermentaciones y de putrefacciones anormales), es útil, aparte de las modificaciones alimenticias, recurrir a los lavados intestinales que limpian el colon y estimulan la musculatura del intestino grueso.

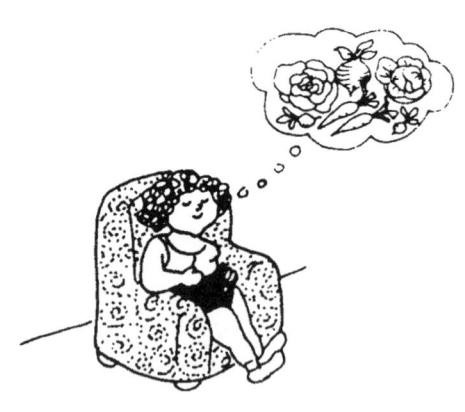

Todas las etapas de la digestión forman un conjunto sorprendente de operaciones complejas. Millones de células especializadas participan en ella bajo la regulación instantánea de los sistemas nerviosos y hormonales que aseguran su funcionamiento, sin que intervenga nuestra voluntad.

CATEGORÍA DE LOS ALIMENTOS

LOS GLÚCIDOS

Los glúcidos (hidratos de carbono) constituyen el conjunto de los azúcares. En la fruta, verdura, leguminosas (judías, guisantes, garbanzos, lentejas, soja, etc.), féculas (patatas, mandioca, castañas, etc.), oleaginosos (nueces, avellanas, almendras, nuez moscada, nuez de Brasil, piñones, cacahuetes, aceitunas, etc.), cereales (trigo, centeno, cebada, avena, arroz, mijo, trigo sarraceno, maíz, etc.) y semillas (sésamo, girasol, lino, calabacines, etc.), se encuentran azúcares complejos que son reducidos a azúcares simples por la digestión. Asimilados por el intestino delgado y transportados por la sangre, se ponen a disposición de las células para proporcionarles un combustible que asegura su metabolismo.

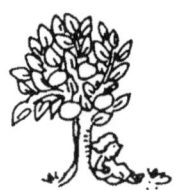

La digestión está regida por el sistema nervioso parasimpático. Cualquier tensión estimula el sistema simpático e inhibe el sistema parasimpático, dificultando con ello las funciones digestivas. De ahí la importancia de comer y de digerir con tranquilidad.

Aprendiendo a conocer la anatomía y la fisiología de nuestro aparato digestivo, descubrimos maravillados el cuerpo que nos ha sido confiado y nos sentimos animados a tratarlo bien.

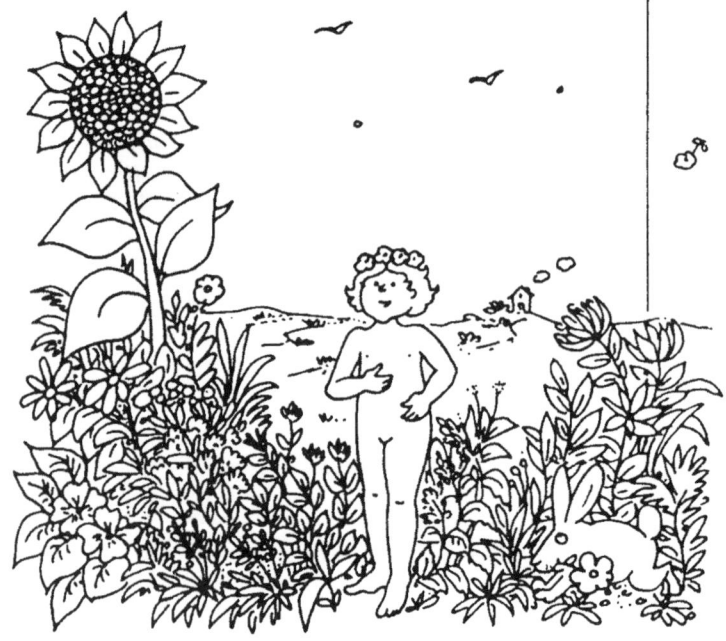

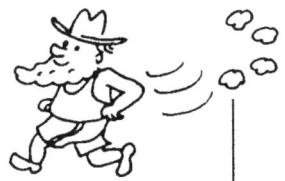

Los azúcares que no se utilizan inmediatamente se almacenan en el hígado y en los músculos. Se utilizarán en caso de necesidad, en el momento de un ejercicio físico intenso, por ejemplo.

Todos estos azúcares naturales, incluido el azúcar de caña bruto, totalmente sin refinar (melaza negra o azúcar de caña entera), la miel y los azúcares complejos extraídos de la malta, de la cebada germinada, del abedul (xylitol) y del arce, son asimilados lentamente por el intestino delgado y no provocan hiperglucemia brusca (elevación del porcentaje de azúcar en la sangre). Además, contienen, en proporción óptima, los minerales, las enzimas y las vitaminas necesarias para su acción metabólica.

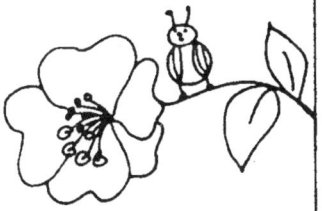

Los frutos secos —conservados sin gas ni química— son ricos en azúcares complejos, en vitaminas y en magnesio. Constituyen un alimento energético de primera calidad y deben consumirse preferentemente después de remojarlos durante algunas horas, lo cual aumenta su digestibilidad y su vitalidad.

El azúcar de fruta cristalizada (fructosa) se sitúa a mitad de camino entre el azúcar blanco y los otros azúcares naturales descritos, tanto por su rapidez de absorción como por su proporción en sustancias naturales de acompañamiento.

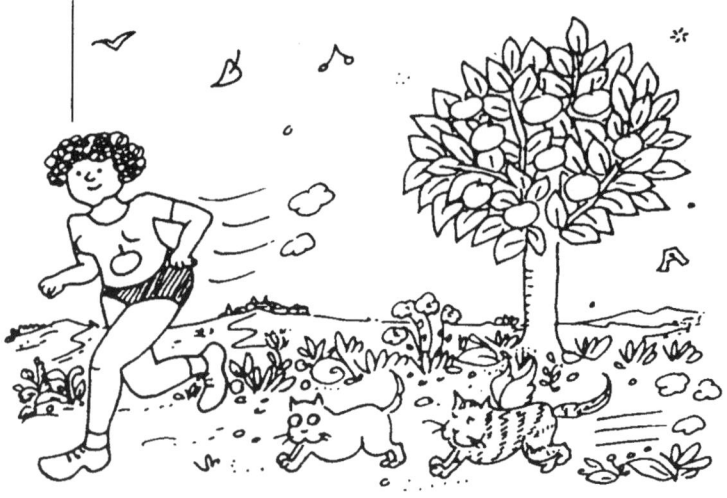

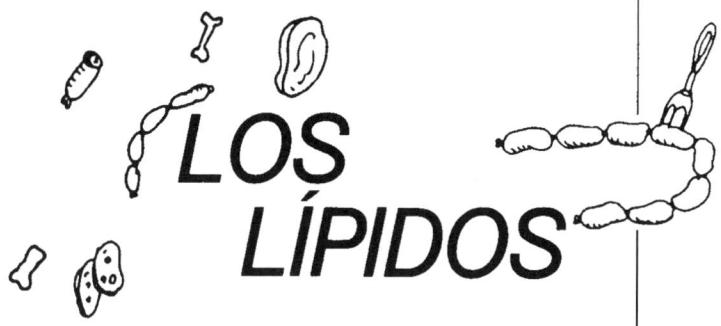

LOS LÍPIDOS

Los lípidos (grasas) de las verduras, leguminosas, féculas, cereales, oleaginosas, semillas y productos animales son reducidos a ácidos grasos por la digestión, asimilados por el intestino delgado, transportados por la sangre y llevados como combustible a las células. Los ácidos grasos no utilizados inmediatamente se almacenan en el tejido adiposo.

Las grasas de origen animal (leche y productos lácteos, carne, huevos, etc,) contienen una fuerte proporción de ácidos grasos saturados, ricos en colesterol que obstruyen las paredes arteriales.

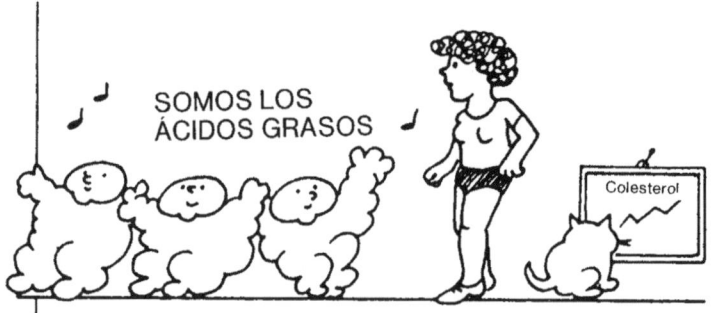

Son uno de los factores más importantes de la multiplicación de las enfermedades cardiovasculares, cánceres y enfermedades degenerativas de todo tipo que, en los países occidentales, matan en nuestros días a tantas personas como las grandes epidemias, el hambre y las guerras del pasado.

Las grasas de origen vegetal contienen ácidos grasos no saturados. Consumidas crudas y en cantidades moderadas, no crean problemas en nuestro cuerpo.

Se preferirán los productos exprimidos en frío, no mezclados con agentes químicos industriales (colorantes, conservantes, estabilizantes, etc.) a los aceites y grasas extraídos con calor.

LOS PRÓTIDOS

Los prótidos (proteínas) están formados por aminoácidos alineados de principio a fin, como los vagones de un tren.

Existen proteínas vegetales (verduras, leguminosas, féculas, cereales, semillas, levadura, oleaginosas, champiñones, etc.) y animales (carnes, productos lácteos, huevos, pescados y crustáceos.)

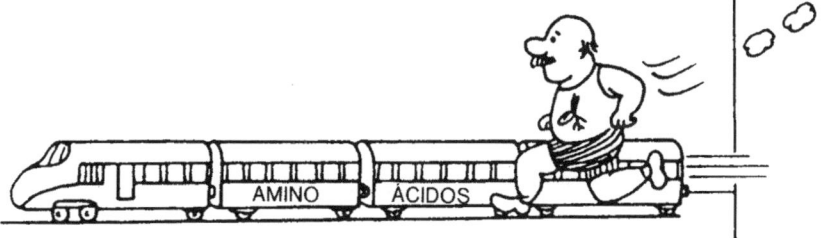

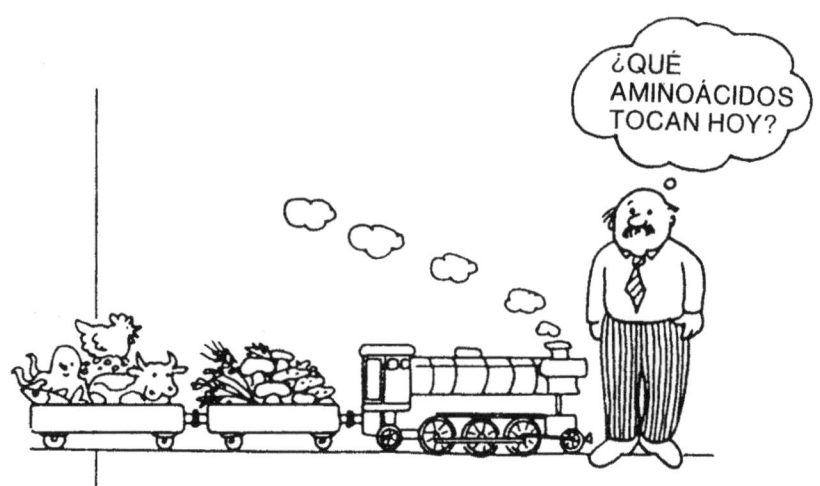

Las proteínas no son asimiladas tal cual, sino que deben ser fraccionadas en aminoácidos en el intestino delgado, los cuales son absorbidos por las células de las paredes intestinales y llevados por la sangre hasta las células, que los utilizan para fabricar sus propias proteínas.

Los productos animales no son indispensables para la vida humana y una alimentación vegetal equilibrada puede proporcionar al cuerpo perfectamente los aminoácidos que necesita. Con una alimentación vegetal variada, es imposible carecer de aminoácidos esenciales. Contrariamente a una opinión muy extendida, estudios científicos han mostrado que una alimentación vegetal no engendraría las carencias y problemas de salud producidos por una alimentación rica en productos animales.

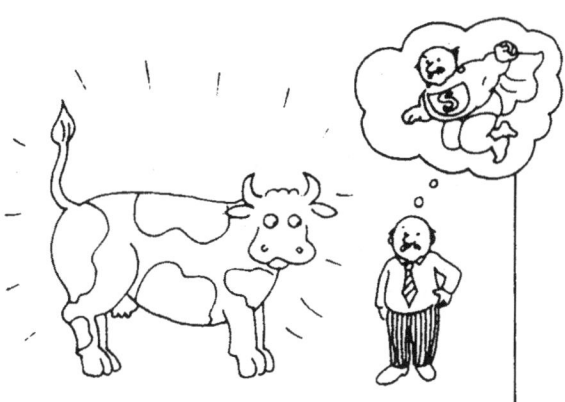

Condicionados por las ideas recibidas y por las costumbres sociales, la mayor parte de los occidentales toman una cantidad impresionante de proteínas animales (los franceses, por ejemplo, dedican casi la mitad de su presupuesto alimenticio a la carne). De esta forma recargan el organismo y son afectados por las enfermedades de la civilización, enfermedades que desconocen los pueblos cuya alimentación principal está constituida por alimentos vegetales.

Librarse del mito de la necesidad y de la importancia de las proteínas de origen animal representa un paso importante hacia la salud.

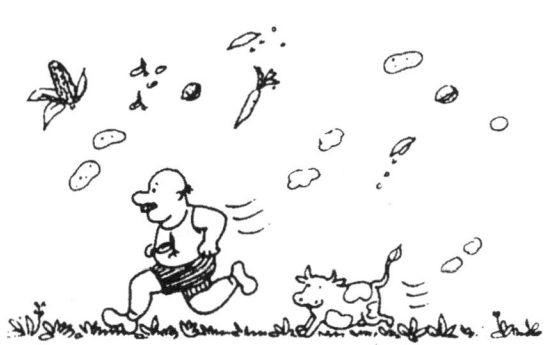

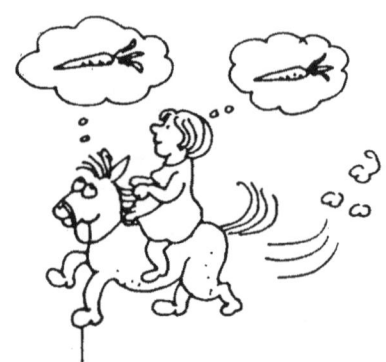

Sin renunciar a la carne para siempre y a los productos animales, es interesante realizar la experiencia durante un período en el que se sustituyan por cereales y por otros vegetales. Numerosos trastornos crónicos (reumatismos, alergias, problemas digestivos, cansancio, depresión nerviosa, afecciones de la piel, etc.) mejoran entonces o desaparecen como por encanto... para reaparecer en cuanto el consumo de productos animales vuelve a ser demasiado importante. Dejándose guiar por su estado de bienestar, cada cual descubrirá la cantidad que puede soportar sin problemas.

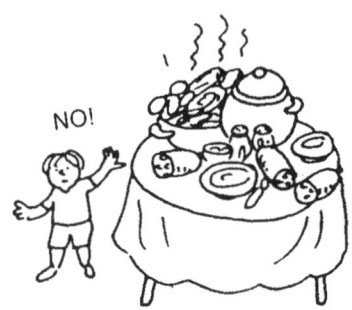

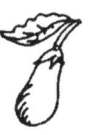

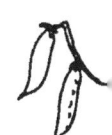

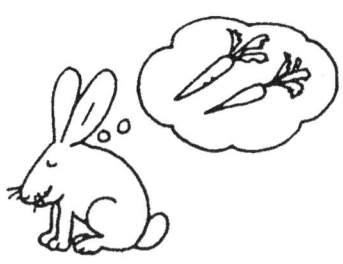

VITAMINAS MINERALES OLIGO-ELEMENTOS Y ENZIMAS

En los alimentos elaborados por la naturaleza se hallan, en pequeña cantidad, sustancias indispensables para las funciones celulares: las vitaminas, los minerales, los oligoelementos, las enzimas y los complejos biológicos actúan en conjunto asegurando el efecto óptimo de cada uno de ellos.

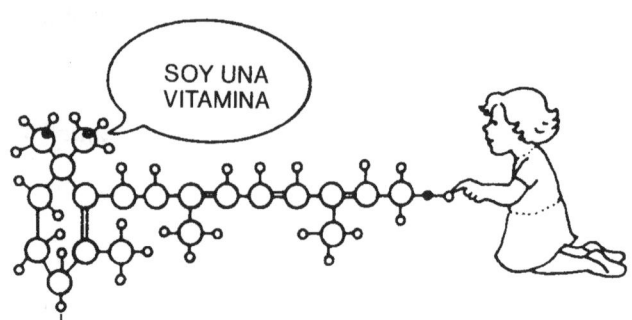

Los procedimientos de agricultura intensiva, la utilización de abonos químicos, así como las técnicas de conservación y de acondicionamiento de la industria alimenticia, son la causa de los alimentos desvitalizados y con carencias. Las encimas, por ejemplo, se destruyen con la cocción. Una alimentación pobre en alimentos crudos priva al cuerpo de las enzimas que necesita para digerir y descontaminar constantemente sus células.

En la misma persona se puede encontrar una sobrecarga por sobrealimentación, y carencias en vitaminas, minerales y enzimas por falta de alimentos vivos. El exceso cuantitativo acarrea la falta cualitativa. Por el contrario, una aportación de alimentos con alto poder de vitalidad hace desaparecer necesidades excesivas.

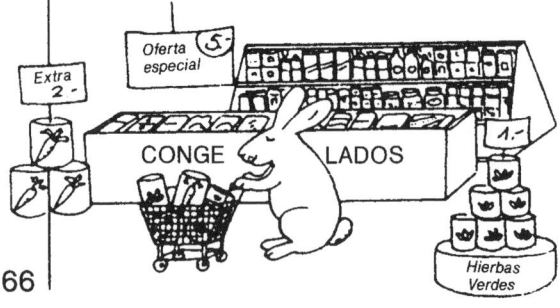

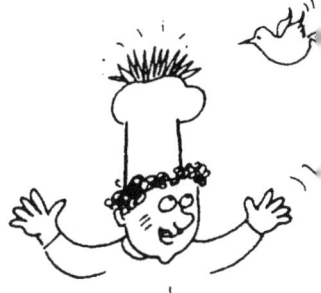

Los alimentos biogénicos y bioactivos son de valor para corregir los trastornos originados por años de alimentación desnaturalizada. Contienen en forma natural y equilibrada todos los elementos cualitativos indispensables para la vitalidad de nuestras células —los que conoce la ciencia y los que no ha descubierto todavía.

En su defecto, se puede recurrir a las vitaminas naturales en comprimidos o en cápsulas (en especial a las vitaminas sintéticas) y a otras aportaciones nutritivas cualitativas (levadura alimenticia, productos lácteos fermentados, jalea real, polen, algas y plantas secas, sales minerales, oligoelementos, etc.).

Comprender la función de las vitaminas, de los minerales y de los oligo-elementos, así como conocer los alimentos ricos en ellos, nos permite seguir el consejo de Hipócrates: «Que el alimento sea tu medicina».

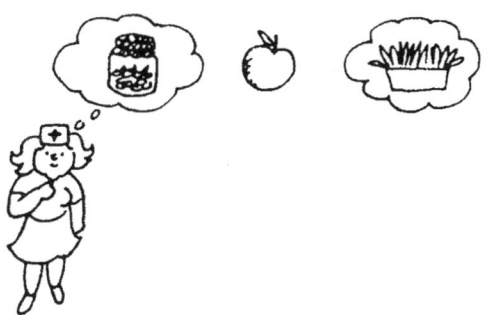

CUADRO DE VITAMINAS

VITAMINAS ACCION SOBRE:	FUENTES PRINCIPALES:	DOSIS COTIDIANAS:
A Vista (débil visión nocturna) Piel (acné) Mucosas (infecciones del sinus, de la garganta, de los bronquios, de los intestinos, (etc.)	Higado de pescado Pimiento rojo Alfalfa germinada Perejil Berro Zanahoria cruda Albaricoque seco Legumbres verdes Polen	De 20.000 a 50.000 U.I.
B 1 = **TIAMINA** Energia nerviosa (depresión, neuralgias, fatiga). Tono muscular del corazón y de los intestinos (trastornos cardiacos, estreñimiento). Digestión de los azúcares.	Polen Levadura (torula o cerveza) Trigo germinado Semillas germinadas Oleaginosos Cuticula de arroz	100 mg o con B compleja
B 2 = **RIBOFLAVINA** Ojos (cataratas) Piel (arrugas, eczemas, grietas) Pelo	Polen, Higado Productos lácteos Alfalfa germinada Levadura Trigo germinado Soja Champiñones Oleaginosos	De 50 a 100 mg. o con B compleja

CUADRO DE VITAMINAS

VITAMINAS ACCION SOBRE:	FUENTES PRINCIPALES:	DOSIS COTIDIANAS:
B 3 = NIACINA Sistema nervioso (depresión esquizofrénica) Dilata los capilares (limpieza de los abscesos artríticos y de la piel) Poderoso efecto calmante natural	Levadura Trigo germinado Cutícula de arroz Yema de huevo Semillas germinadas Oleaginosos Pimiento rojo	De 100 a 3.000 mg.
B 5 = ACIDO PANTOTENICO Estimulante natural de las glándulas suprarrenales (de ahí la secreción de cortisona natural que mejora la artritis, los reumatismos, el asma, etc.) Antiestrés (cansancio, depresión, insomnios, tendencia a las infecciones)	Polen Trigo germinado Levadura Yema de huevo Legumbres Fruta	De 100 a 200 mg.
B 6 = PIRIDOXINA Sistema nervioso (analgésico y calmante natural; actúa sobre todos los desórdenes cerebrales) Energía muscular Equilibrio líquido (retención de agua) Sueños (pesadillas) Cuero cabelludo (**seborrea**) Piel (acné, eczemas)	Levadura Trigo germinado Naranja Semillas germinadas Plátano Col	De 100 a 1.000 mg.

CUADRO DE VITAMINAS

VITAMINAS ACCION SOBRE:	FUENTES PRINCIPALES:	DOSIS COTIDIANAS:
B 7 = INOSITOL Neutraliza el colesterol (obesidad, arterioesclerosis) Cabello (previene la calvicie) Sistema nervioso: efecto calmante natural (esquizofrenia, trastornos del sueño)	Polen Trigo germinado Levadura Naranja Alfalfa germinada Oleaginosos Melón Yogur	De 500 a 1.000 mg.
B 8 o H = BIOTINA Metabolismo de las proteínas y de las grasas Previene la calvicie Trata la malaria	Soja germinada Levadura Trigo germinado Semillas germinadas Yema de huevo Melaza bruta	De 300 a 500 mg.
B 9 = ACIDO FOLICO Glóbulos rojos (anemia) Equilibrio hormonal Cabello (mantiene su color natural)	Levadura Alfalfa germinada Trigo germinado Semillas germinadas Legumbres verdes Champiñón	De 3 a 5 mg.

CUADRO DE VITAMINAS

VITAMINAS ACCION SOBRE:	FUENTES PRINCIPALES:	DOSIS COTIDIANAS:
B 12 = CIANOCOBALAMINA Glóbulos rojos (anemia). Actúa sobre las células nerviosas (poder de concentración, inflamación de los nervios, dolores). Equilibrio hormonal. Belleza de la piel	Productos marinos Algas Pescado Productos lácteos Yema de huevo Semillas germinadas Levadura Lechuga	De 3 a 5 mg.
B 13 = ACIDO OROTICO Regeneración celular (esclerosis en placas)	Suero Legumbres frescas	Tomar en forma de alimentos
B 15 = ACIDO PANGAMICO Mejora la oxigenación de los tejidos, cualquier intoxicación y fenómeno de envejecimiento. Ayuda a los procesos de desintoxicación del hígado (antifatiga).	Almendra de albaricoque Arroz Semillas germinadas Levadura	100 mg.
B 17 = LAETRIL O AMIGDALIN Anticáncer	Almendra de albaricoque Fruta	De 500 a 5.000 mg.

CUADRO DE VITAMINAS

VITAMINAS ACCION SOBRE:	FUENTES PRINCIPALES:	DOSIS COTIDIANAS:
PABA **ACIDO PARAMI-NOBENZOICO** Crecimiento Piel (envejecimiento, previene las insolaciones y los cánceres cutáneos). Cabello (mantiene el color natural).	Levadura Trigo germinado Semillas germinadas Melaza bruta Fruta	De 500 a 1.000 mg.
B COMPLEJA Corresponde al conjunto de las vitaminas citadas (desde la B 1 a la B 17 incluida PABA).		
Sistema nervioso: efecto calmante natural (depresión, irritabilidad). Metabolismo de los azúcares de las grasas y de las proteínas (corrige a menudo las necesidades producidas por el alcohol). Piel Energía general	Levadura Semillas germinadas, etc. Una gran parte de las vitaminas B es producida por las bacterias intestinales	De 75 a 300 mg.

CUADRO DE VITAMINAS

VITAMINAS ACCION SOBRE:	FUENTES PRINCIPALES:	DOSIS COTIDIANAS:
C Tejido conjuntivo (envejecimiento, dientes, encías, vasos sanguíneos) DESINTOXICANTE PODEROSO (eficaz contra cualquier intoxicación o toxicomanía: droga, tabaco, etc.). Antiestrés y antibiótico natural: ayuda a curar cualquier infección o enfermedad.	Legumbres y fruta fresca (limón, naranja, bayas, zanahoria) Pimiento rojo seco	De 1.000 a 10.000 NB.: Es necesaria una aportación diaria, dado que la vitamina C no está almacenada en el cuerpo y se destruye mediante el calor y la exposición al aire.
D Metabolismo del calcio (piel, dientes, sistema nervioso).	Exposición al sol Aceite de hígado de pescado Pescado Semillas germinadas Yema de huevo Soja	De 1.000 a 5.000 mg.
E Mejora la oxigenación celular (energía general, afecciones circulatorias y cardíacas, prevención del cáncer). Esencial para cualquier trabajo de	Aceite de germen de trigo Trigo germinado Semillas germinadas Aguacate Yema de huevo	De 400 a 5.000 mg.

CUADRO DE VITAMINAS

VITAMINAS ACCION SOBRE:	FUENTES PRINCIPALES:	DOSIS COTIDIANAS:
cura y rejuvenecimiento. Esterilidad, dolores menstruales. Belleza de la piel Aumenta la energía muscular (deportes)		
F Grupo de ácidos grasos no saturados que reducen el porcentaje de colesterol.	Aceites no saturados Aguacate Semillas de girasol germinadas	Hay que tomarlas en forma de alimentos
K Coagulación de la sangre Hígado	Algas Alfalfa Trigo germinado Legumbres verdes Yema de huevo	De 1 a 1,5 mg.
P = BIOFLAVANOIDES Refuerza la pared de las venas y de los capilares (varices, hemorroides, encias sangrantes, diabetes, trastornos articulares).	Naranja Limón Pomelo Bayas Perejil	300 mg. (asociados con la vit. C)
T Coagulación de la sangre (anemia)	Semillas de sésamo	Tomar en forma de alimentos

CUADRO DE VITAMINAS

VITAMINAS ACCION SOBRE:	FUENTES PRINCIPALES:	DOSIS COTIDIANAS:
U Curación de las úlceras intestinales	Col cruda Col en conserva	Tomar en forma de alimentos
COLINA Sistema nervioso (trastornos del sueño). Hígado y vesícula biliar (prevención de los cálculos). Síntesis hormonal Arterias (arteriosclerosis, hipertensión).	Yema de huevo Espinacas crudas Trigo germinado Soja germinada Levadura Oleaginosos Semillas germinadas	De 1.000 a 1.200 mg.
LECITINA Mantiene la solubilidad del colesterol de la sangre (evita el endurecimiento de las arterias). Trastornos de la piel Sistema nervioso (cansancio).	Soja germinada Legumbres verdes Yema de huevo	2 cucharadas soperas de granulados o 4 cápsulas

Las dosis cotidianas aconsejadas (U.I. = unidad internacional, mg = miligramo, Mcg = microgramo) permiten reequilibrar el organismo en algunas semanas o en algunos meses según los casos. No utilicen más que vitaminas extraidas de productos naturales y no vitaminas sintetizadas quimicamente.

MINERALES

MINERALES ACCION SOBRE:	FUENTES PRINCIPALES:	DOSIS COTIDIANAS:
CALCIO Huesos y dientes Sistema nervioso (efecto calmante natural). Desintoxicante (efecto anticontaminante). Resistencia general	Dolomía (tierra rica en calcio, fósforo y magnesio) Harina de hueso (Bonemeal) Productos lácteos Col Algas Almendras y semillas	De 1.800 a 2.000 mg.
CROMO Corazón (enfermedades cardíacas). Regulación del azúcar de la sangre (diabetes deseo de azúcar).	Productos marinos Levadura Fruta Legumbres verdes oscuras Cereales	3 mg.
COBRE Glóbulos rojos Cabello (mantiene el color natural). Resistencia a las infecciones.	Productos marinos Algas Frutos secos Ajo Alcachofa Perejil Legumbres verdes	5 mg.

MINERALES

MINERALES ACCION SOBRE:	FUENTES PRINCIPALES:	DOSIS COTIDIANAS:
HIERRO Glóbulos rojos (palidez, fatiga estreñimiento, anemia).	Algas Legumbres verdes Melaza bruta Yema de huevo Remolacha Frutos secos	25 mg.
YODO Metabolismo de la tiroides, cansancio y debilidad, tendencia a las infecciones, mala resistencia al frío).	Aire marino Mariscos Pescado Algas Berros Ajo	300 mg.
MAGNESIO Tranquilizante natural. Antiinfeccioso natural. Huesos, dientes, pelo. Prevención del cáncer. Prevención de los cálculos renales	Frutos secos Legumbres verdes Miel Oleaginosos	De 500 a 1.000 mg.
MANGANESO Metabolismo cerebral, glandular y hormonal (alergias, artrosis).	Legumbres verdes Trigo germinado Remolacha	50 mg.

MINERALES

MINERALES ACCION SOBRE:	FUENTES PRINCIPALES:	DOSIS COTIDIANAS:
FOSFORO Huesos Dientes Sistema nervioso (sinergia con el Calcio).	Dolomía Harina de huesos (Bonemeal) Semillas Oleaginosos Levadura Trigo germinado Yema de huevo Pescado Productos lácteos	De 600 a 1.200 mg.
POTASIO Elimina el exceso de sal (retención de agua). Ayuda a la eliminación de las sustancias producidas por la polución.	Algas Frutas y Legumbres (aguacate, plátano, alubias, frutos secos)	De 2.000 a 3.000 mg.
SELENIO Antioxidante (aumenta la acción de la Vit. E). Hígado (cirrosis). Cabello (Caspa).	Levadura Huevo Cebolla Ajo	50 mg.
SILICE Resistencia a las infecciones. Sistema nervioso Dientes Cabello Uñas	Levadura Semillas de girasol Espárragos Lechuga Fresas Pepino	

MINERALES

MINERALES ACCION SOBRE:	FUENTES PRINCIPALES:	DOSIS COTIDIANAS:
SODIO Y CLORO Equilibrio hídrico (retención de agua)	Todas las legumbres y frutas	Tomar en forma de alimentos
AZUFRE Esencial para la piel (eczema), glóbulos rojos, pelo y uñas.	Ajo Berro Cebolla Frambuesa Col Rábano Espinaca Legumbres verdes	De 10 a 20 mg.
ZINC Metabolismos glandulares —genital sobre todo— (trastornos sexuales y pancreáticos, diabetes). Curación de las llagas. Gusto y olfato (pérdida de olfato). Sistema nervioso central (depresión).	Mariscos Pescado Productos lácteos Trigo germinado Levadura	De 15 a 500 mg.

OLIGO-ELEMENTOS

OLIGO-ELEMENTOS ACCION SOBRE:	FUENTES PRINCIPALES:
ALUMINIO Mejora el sueño Equilibra el páncreas	Todos los alimentos vivos u Oligo-elementos en forma líquida o en comprimidos.
PLATA Sistema de defensa del cuerpo.	Todos los alimentos vivos u Oligo-elementos en forma líquida o en comprimidos.
COBALTO Glóbulos rojos Equilibrio nervioso y vegetativo (jaquecas).	Todos los alimentos vivos u Oligo-elementos en forma líquida o en comprimidos.
FLUOR Refuerza las articulaciones Huesos y dientes	Todos los alimentos vivos u Oligo-elementos en forma líquida o en comprimidos.
LITIO Sistema nervioso (todos los trastornos psíquicos).	Todos los alimentos vivos u Oligo-elementos en forma líquida o en comprimidos.
NIQUEL Páncreas (diabetes)	Todos los alimentos vivos u Oligo-elementos en forma líquida o en comprimidos.
ORO Sistema nervioso central (depresión, tendencias suicidas) y sistema de defensa del cuerpo.	Todos los alimentos vivos u Oligo-elementos en forma líquida o en comprimidos.

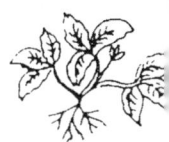

Las ENZIMAS son sustancias biológicas indispensables para el buen funcionamiento de nuestras células. Los productos químicos, las técnicas de conservación y la cocción las destruyen, de ahí la necesidad de una alimentación que contenga un máximo de alimentos vivos.

Las dosis cotidianas aconsejadas (U.I. = unidad internacional, mg. = miligramo, mcg = microgramo) permiten reequilibrar el organismo en algunas semanas o en algunos meses, según los casos. No utilicen más que vitaminas extraidas de productos naturales y no de vitaminas sintetizadas quimicamente.

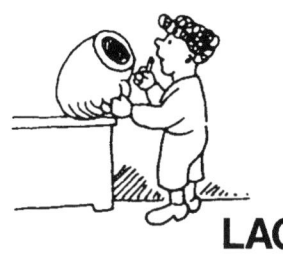

LOS ALIMENTOS
LACTO-FERMENTADOS

La fermentación láctica es un procedimiento sano, simple y eficaz para conservar los alimentos. Fue utilizada por las sociedades campesinas tradicionales, pero hoy no se realiza salvo para la conserva de coles saladas y fermentadas.

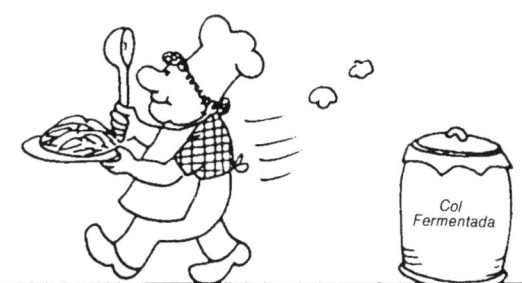

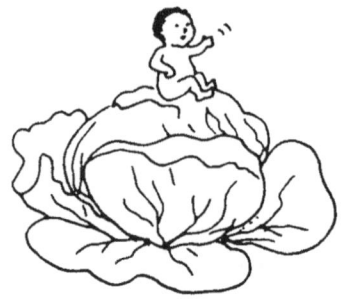

La col se corta en trocitos pequeños, se echa en un puchero de barro, se recubre con una hoja de col y con una pesa, y luego fermenta. No es preciso echar sal para asegurar la fermentación. Sin oxígeno, los azúcares de la col van a transformarse en ácido láctico, que impide la putrefacción y estimula los bacilos lácticos extraídos de la vitamina C.

Este procedimiento permite conservar el alimento mucho tiempo y crear nuevas vitaminas, enzimas y oligoelementos preciosos.

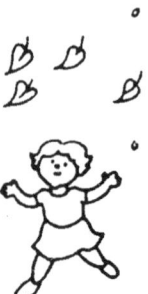

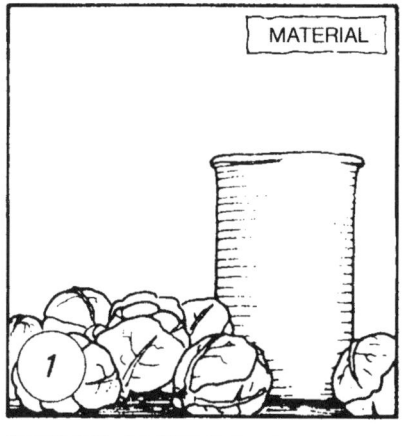
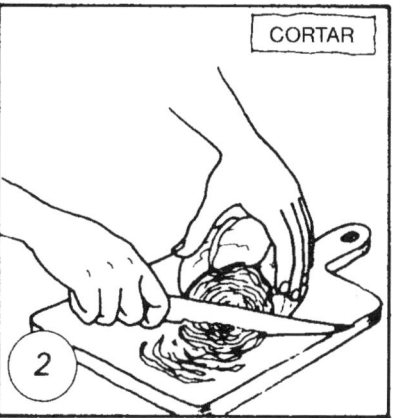
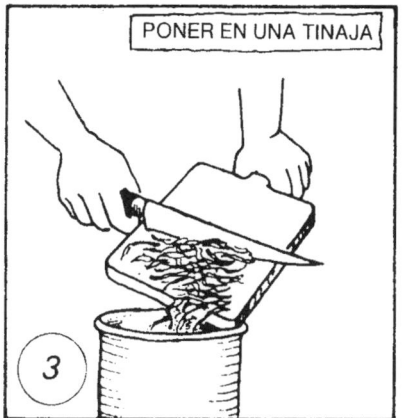
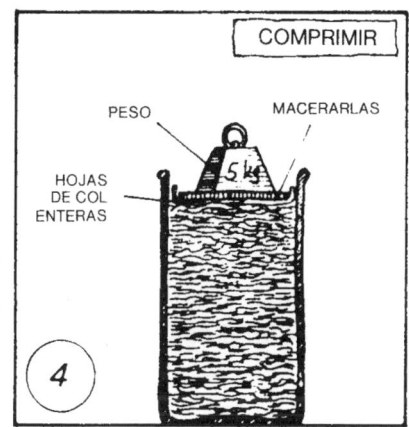
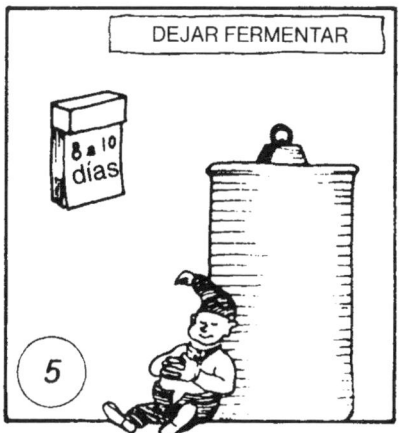
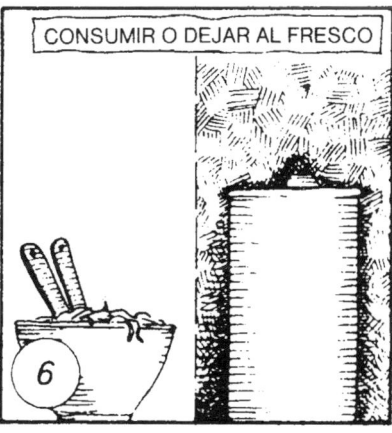

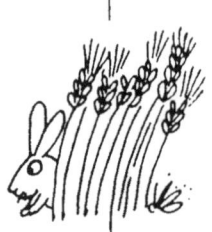

De esta forma se pueden preparar los nabos, pepinos, zanahorias, aguaturmas y otras verduras. Los cereales, semillas y legumbres germinadas y después trituradas, fermentan fácilmente y permiten obtener una amplia elección de alimentos lactofermentados preciosos para reequilibrar la flora intestinal.

El trigo germinado, molido y dejado tres días en agua, produce rejuvelac, bebida lacto-fermentada de gran valor.

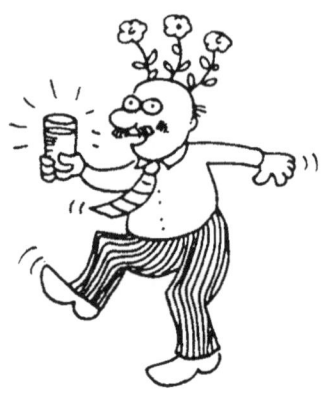

LAS BEBIDAS

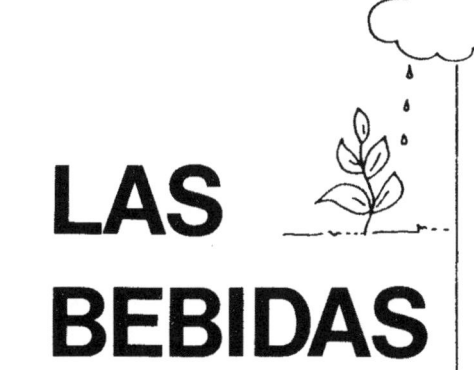
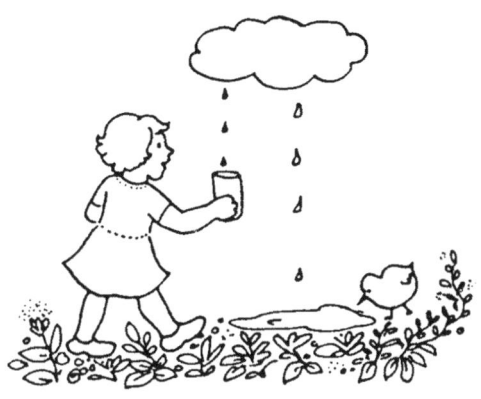

Las mejores aguas son las aguas de fuente. Consumidas frescas, tienen una vitalidad inmensa. El agua clorada del grifo debe evitarse. Existen aparatos de purificación del agua que se pueden instalar en la cocina. Entre las aguas minerales, la elección debe realizarse según el instinto alimenticio.

Para devolver la vitalidad al agua almacenada, se pueden añadir algunas gotas de limón o hacer remojar en ella una hierba fresca. (Brote joven de trigo, tomillo, romero, menta, etc.).

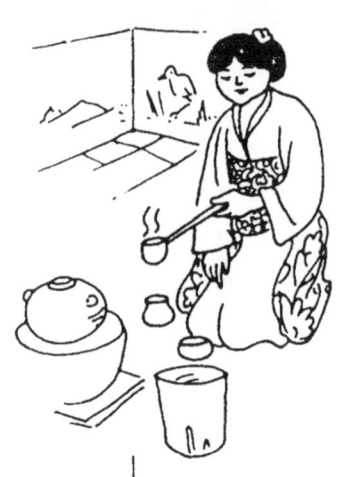

Las infusiones de té se preparan en caliente, echando agua hirviendo sobre la planta y dejándola así unos minutos; pero también se pueden preparar en frío, dejando la hierba durante algunas horas en agua fría. Los zumos de frutas o de verduras, exprimidos en el momento, son ricos en vitaminas, minerales, oligoelementos y enzimas. Conviene beberlos a pequeños sorbos, después de haber mojado los labios y esperado la respuesta instintiva. También se pueden dejar en agua fría verduras cortadas en trozos durante algunas horas y beber el agua de remojo a la temperatura del cuerpo; esta bebida conserva las vitaminas y sales minerales que la cocción habría destruido.

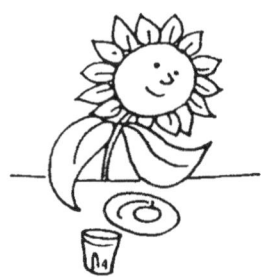

Una excelente bebida energética y limpiante, verdadera «poción mágica», se puede preparar mezclando:

- 1 medida de zumo de limón,
- 1 medida de jarabe de arce (o 1/2 medida de miel o de azúcar de caña bruta)
- 7 medidas de agua
- 1 medida de agua en la que se haya macerado pimiento rojo aplastado (filtrar el agua para sacar el pimiento).

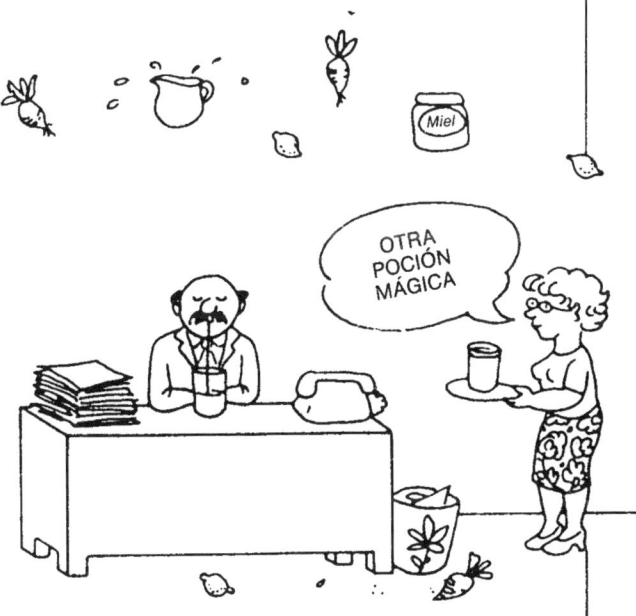

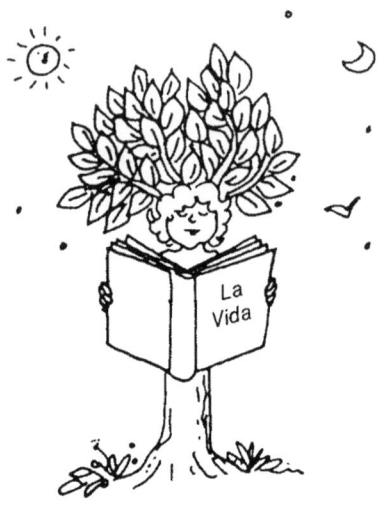

Se puede ayunar fácilmente uno o varios días bebiendo solamente ese brevaje tanto frío como caliente.

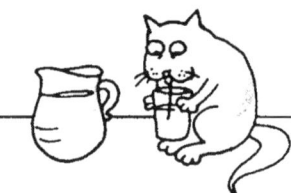

LOS ALIMENTOS PROBLEMÁTICOS

El Azúcar

De la sinfonía de sustancias vitales que la naturaleza ha elaborado en la caña de azúcar o en la remolacha, el refinado no deja subsistir más que una nota: el azúcar blanco. Se trata de un producto muerto cuya utilización provoca numerosos trastornos:

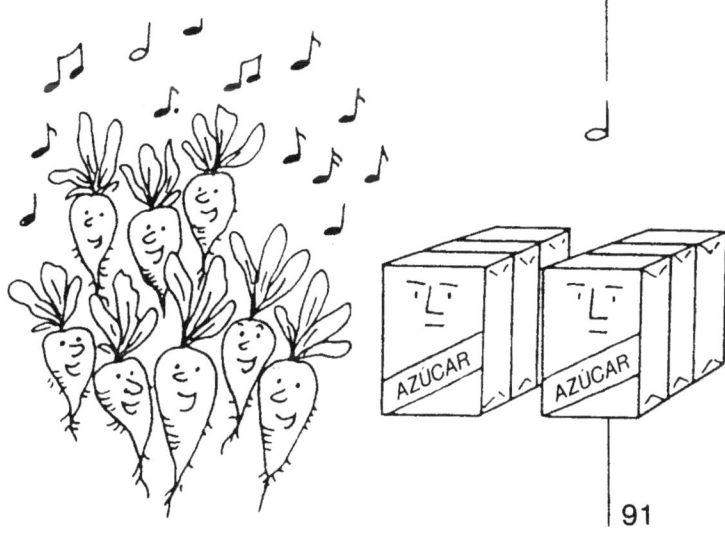

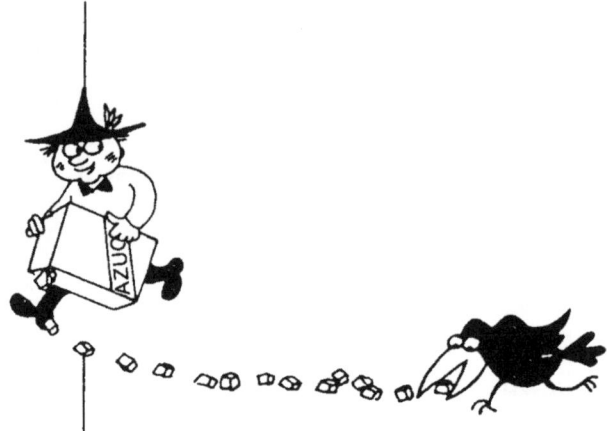

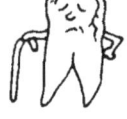

— *paraliza la inmunidad natural y favorece la proliferación de bacterias nocivas:*

- *alrededor de los dientes, provocando las placas, origen de las caries;*
- *en el aparato digestivo, perturbando el equilibrio de la flora intestinal;*
- *en las partes del cuerpo con menor resistencia, dando lugar a infecciones múltiples (rinitis, anginas, otitis, sinusitis, cistitis, etc.).*

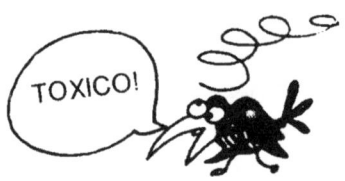

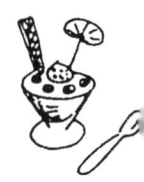

— *la simple supresión del azúcar refinado permite a menudo terminar con las infecciones reincidentes o crónicas. Algunos estudios han mostrado que la capacidad de los glóbulos blancos para comerse las bacterias (fagocitosis) disminuye instantáneamente en cuanto se toma azúcar refinado, de manera proporcional a la cantidad ingerida.*

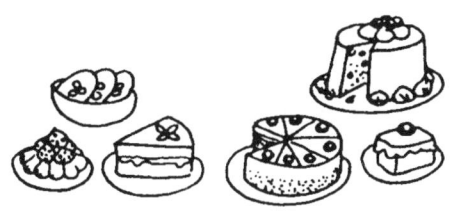

— *contrariamente a los azúcares naturales, es absorbido muy rápidamente por el intestino delgado y provoca una brusca hiperglucemia (elevación del porcentaje de azúcar en la sangre), que provoca un estado de excitación física y psíquica y posteriormente una reacción de hipoglucemia (baja del porcentaje de azúcar en la sangre).*

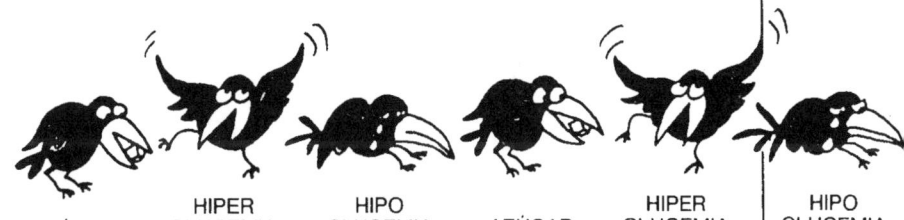

| AZÚCAR | HIPER GLUCEMIA | HIPO GLUCEMIA | AZÚCAR | HIPER GLUCEMIA | HIPO GLUCEMIA |

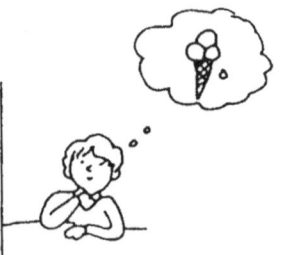

Esta reacción va acompañada de depresión mental, de cansancio físico (los «desfallecimientos» matinales y del mediodía) y provoca una necesidad de estimulantes, que van a causar a su vez una nueva hiperglucemia a la que seguirá horas más tarde otra nueva hipoglucemia. Estas alternancias en el porcentaje del azúcar sanguíneo deterioran los mecanismos reguladores del metabolismo y agotan el sistema nervioso, lo cual provoca cansancio, irritabilidad, agresividad y debilitamiento general.

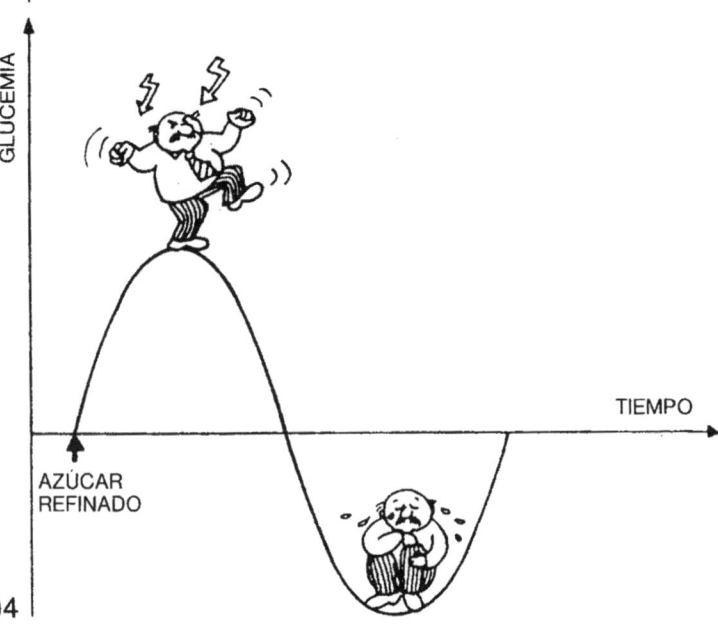

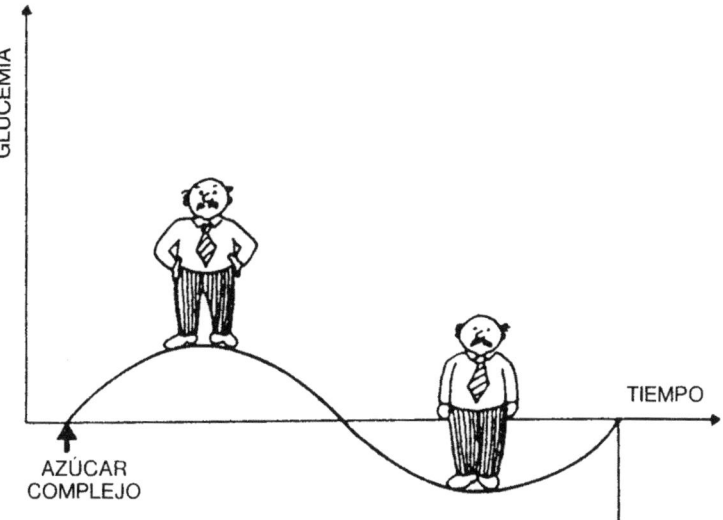

La supresión experimental del azúcar refinado en los hospitales psiquiátricos ha permitido una disminución importante del consumo de calmantes, probando de esta forma el papel ansiógeno del azúcar.

- Para neutralizar el azúcar blanco, el organismo moviliza sus reservas de calcio en detrimento de los huesos y de los dientes, que se hacen más frágiles cada vez.

- El azúcar blanco provoca una verdadera toxicomanía y debería ser catalogado entre las drogas duras. Desempeña un papel importante en el aumento del número de casos de diabetes en los países occidentales.

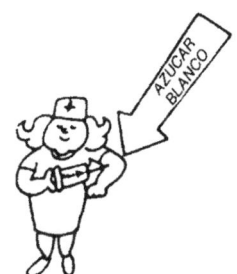

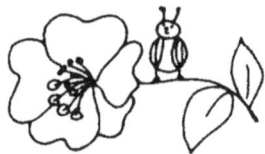

- *El azúcar moreno está poco menos refinado que el blanco (incluso a veces es azúcar blanco recoloreado) y presenta los mismos peligros.*

- *El chocolate, además del azúcar refinado, contiene cacao y otras sustancias estimulantes. Un deseo de chocolate corresponde a menudo a una necesidad de cobre que puede satisfacerse con el consumo de albaricoques secos u otros alimentos que sean ricos en él.*

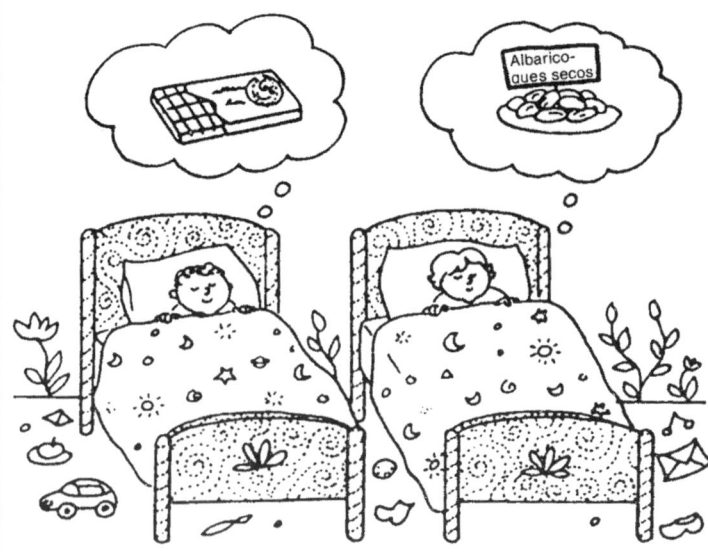

LA SAL

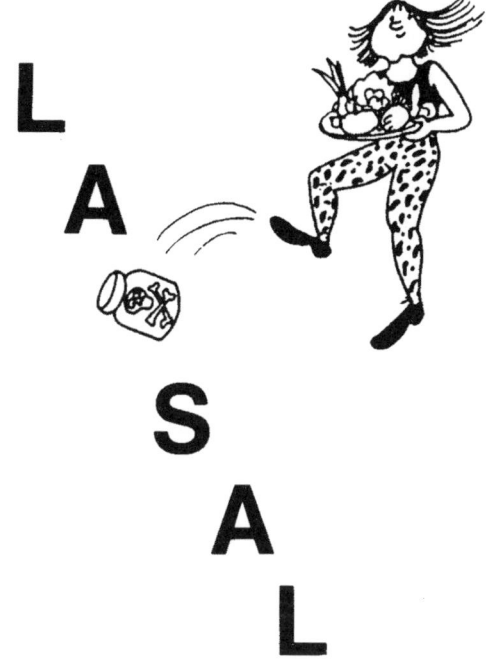

Los alimentos naturales que consumimos cubren nuestras necesidades en sales minerales. Las especias se utilizan generalmente como excitantes. Así, la sal añadida a los alimentos, como agente de conservación o como especia, crea dificultades mayores en nuestro organismo pues provoca:

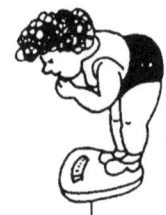

— retención de agua en las células, de ahí la celulitis, el exceso de peso, la tendencia a las infecciones y a las alergias;
— retención de aguas en la sangre, de ahí la sobrecarga circulatoria, la hipertensión y las enfermedades cardíacas y renales.

La supresión de la sal provoca sensaciones desagradables al principio por la privación de un estimulante importante. Después de algunos días, se produce una impresión nueva de ligereza y de vitalidad.

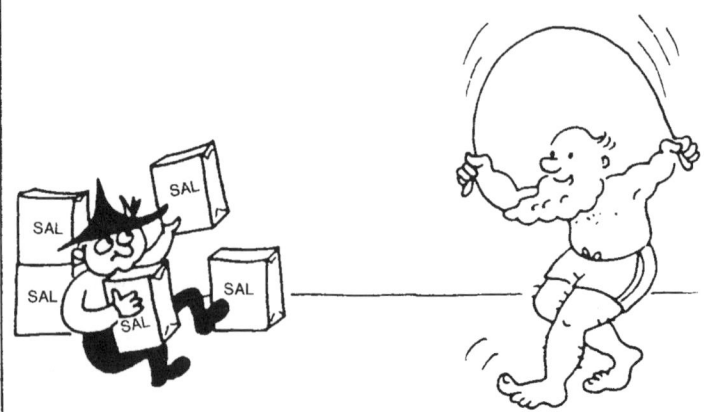

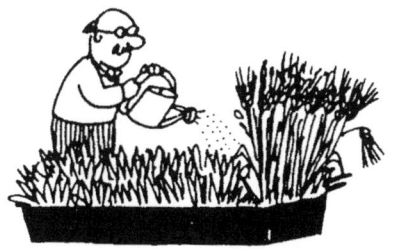

EL GLUTEN

En el grano de trigo (de cebada, de centeno, de avena o de alforfón), la vitamina E equilibra el gluten. Cuando el grano se muele y cuece (pan, pastas, pasteles), la vitamina E se destruye y el gluten forma entonces una sustancia pastosa y pegajosa que se adhiere a las paredes intestinales. Dicha sustancia disminuye el paso de alimentos (una alimentación rica en gluten puede invertir más de ocho días en atravesar el tubo digestivo en lugar de uno o dos días normales, favorece las putrefacciones intestinales e impide la absorción de las vitaminas B (lo cual acarrea a menudo una tendencia al alcoholismo).

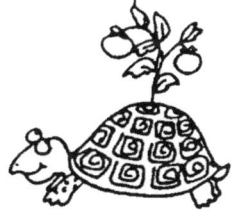

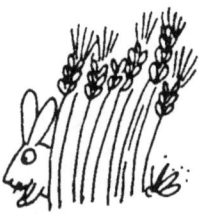

Existen numerosos individuos alérgicos al gluten.

Los síntomas de alergias al gluten son los siguientes:
— trastornos digestivos,
— carencias por falta de asimilación,
— inflamaciones repetidas de la nariz, garganta, oídos, etc.,
— estados depresivos y trastornos psíquicos.
— dolores articulares, etc.

En las personas no alérgicas al gluten, estos trastornos no aparecerán más que si consumen demasiadas harinas con relación a su capacidad de desintoxicación. En las personas alérgicas una pequeñísima cantidad basta para desencadenarlos.

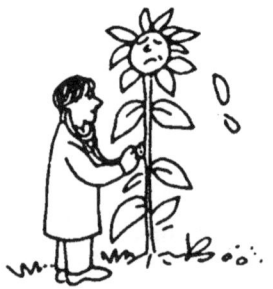

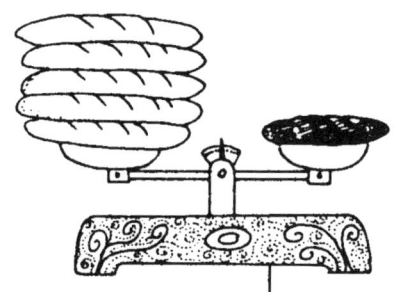

El pan blanco es un alimento totalmente desvitalizado y con una cantidad de gluten elevada. Consumido en cantidad importante, puede ser una fuente de problemas, debido al gluten que contiene. El pan entero, preparado con levadura natural, conserva una gran parte de la riqueza vitamínica y mineral del trigo.

Una alimentación a base de cereales cocidos puede provocar una falta de vitamina E, la cual desempeña un papel fundamental en los mecanismos de desintoxicación del cuerpo, especialmente en la eliminación de los minicánceres en período de formación.

Para sustituir a los cereales ricos en gluten, molidos o cocidos, deberán consumirse:

— cereales exentos de gluten (mijo, maíz, soja, arroz),

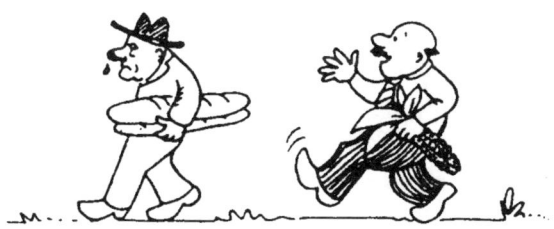

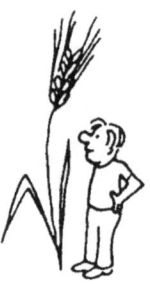

— panes crudos cuyo grano entero ha sido remojado y posteriormente molido (pan de centeno por ejemplo), pues la ausencia de molido y de cocción conserva intacta la vitamina E,

— galletas de cereales germinados, molidos y secados al sol o al horno, a 35 grados como máximo (pan esenio).

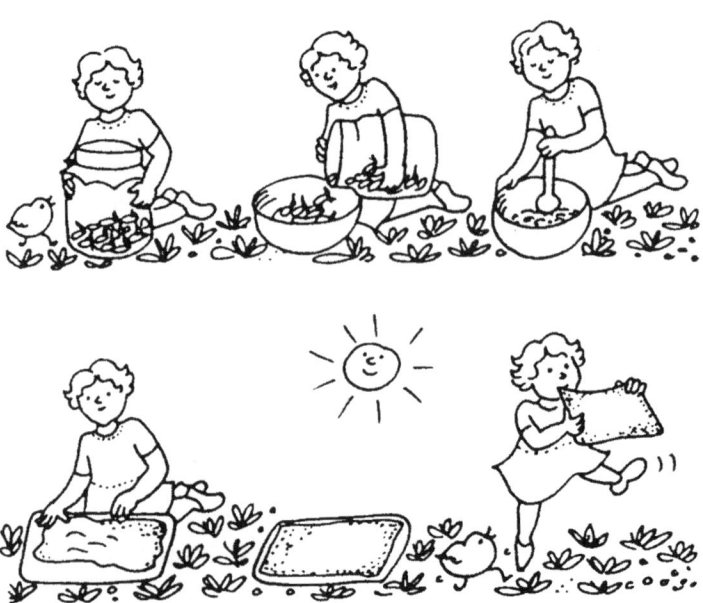

LA CARNE

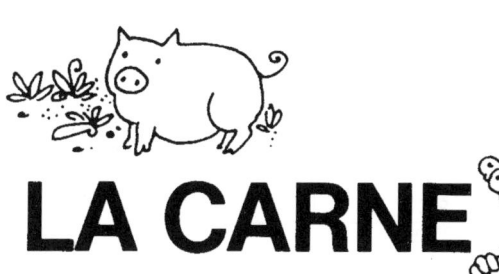

La carne comestible está constituida sobre todo por los músculos de soporte de los animales; es difícil de digerir por nuestro intestino. Por el contrario, los órganos de los animales (cerebro, hígado, riñones, etc.) son más digestibles. Nuestra constitución anatómica no está adaptada para un consumo regular de carne; la prueba está en la forma de nuestra dentadura y la longitud de nuestro tubo digestivo.

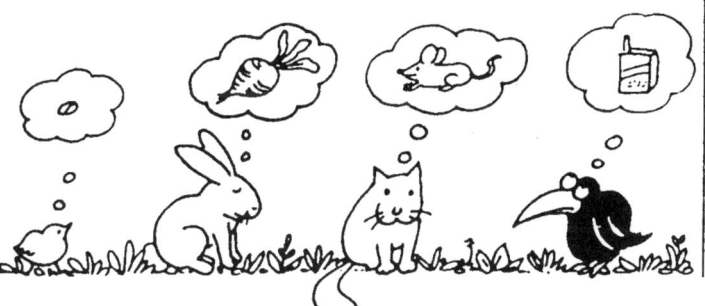

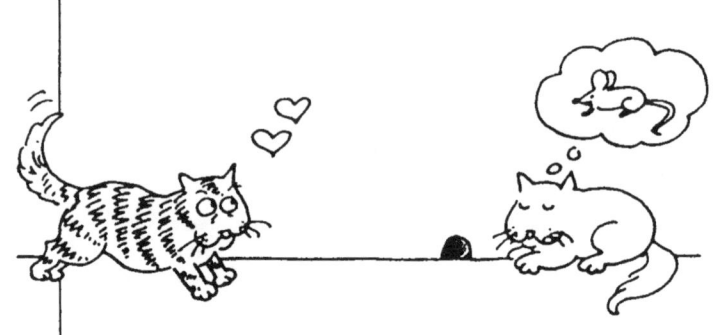

La carne origina en el hombre:

- *putrefacciones intestinales,*
- *pérdida de calcio,*
- *atoramiento de las articulaciones y de las arterias por las grasas y desechos nitrogenados,*
- *elevación de la frecuencia cardíaca y de la tensión arterial, pues estimula artificialmente, a modo de «latigazo», al organismo y agota progresivamente sus reservas energéticas.*

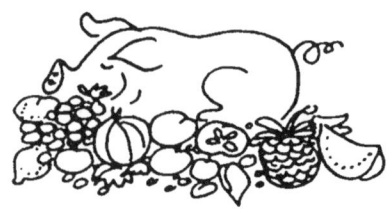

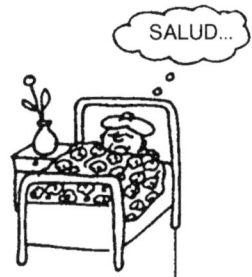

La mayor parte de las carnes actuales están cargadas de hormonas sintéticas, de antibióticos, de colorantes, conservantes y pesticidas ingeridos por el ganado.

El consumo regular de carne es un factor cancerígeno tan importante como el del tabaco. (Las posibilidades de cáncer se reducen en un 50 % para una persona que no fuma y no come carne más que ocasionalmente).

Creer en la necesidad de la carne es un mito sin fundamento científico.

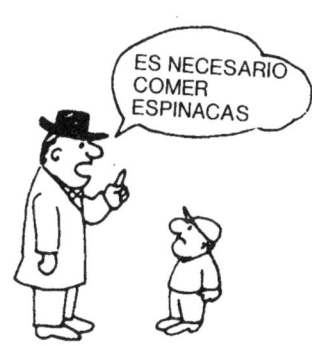

Las personas que no toman carne tienen una capacidad física mucho mayor que la de aquellas que la toman.

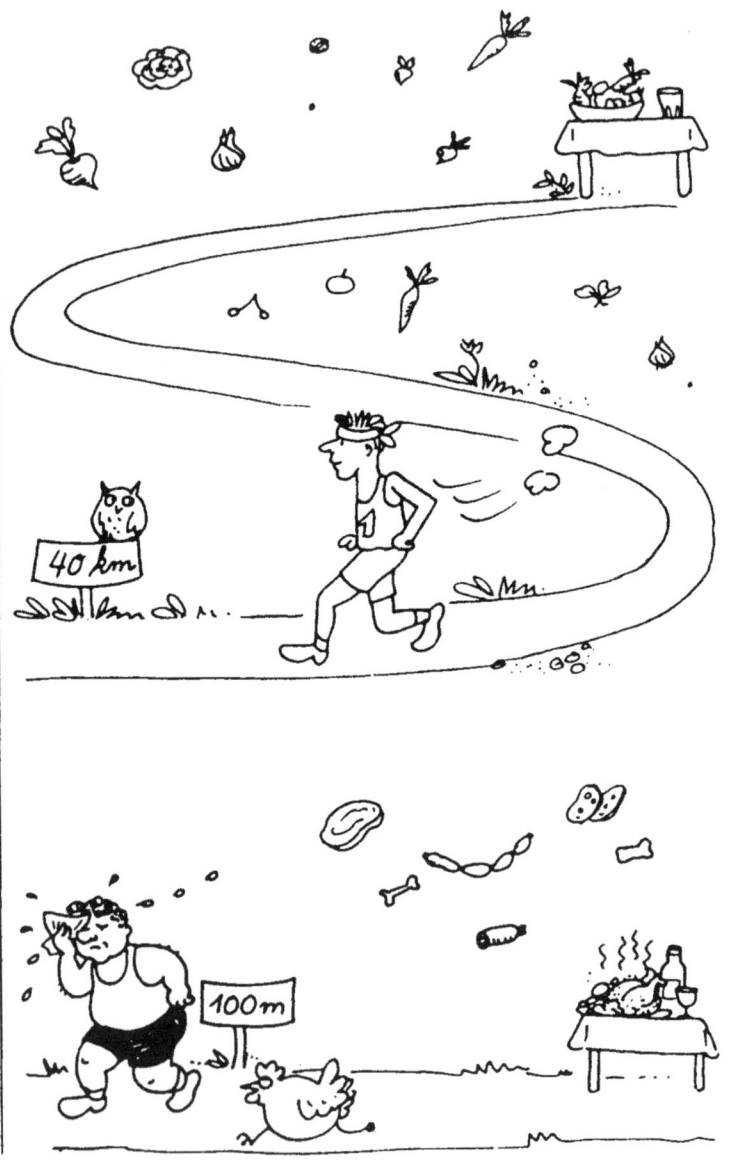

EL PESCADO

Al contrario que la carne, los peces y crustáceos no tienen músculos de soporte. Son, por consiguiente, más fáciles de digerir y de asimilar por nuestro organismo.

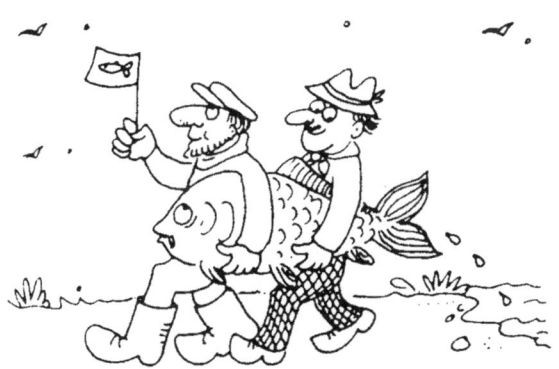

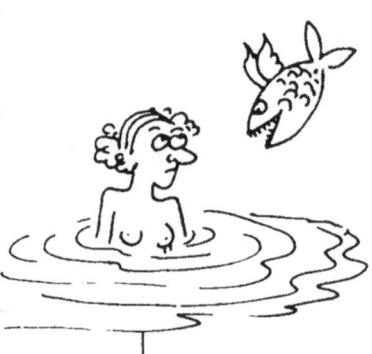

Su proporción en grasas y en proteínas es menor que la de la carne. Sustituir la carne por el pescado disminuye la sobrecarga digestiva. No obstante, un consumo excesivo de pescado puede crear trastornos debido a su proporción elevada en mercurio y otros minerales pesados, causada por la contaminación de los mares.

Si la alimentación contiene suficientes elementos biogénicos, una cantidad moderada de dichos metales puede ser eliminada sin dificultad.

Los crustáceos son aconsejables, según los gustos, para las personas que presentan carencias de zinc, que se traducen en trastornos de la glucemia (hipoglucemia, diabetes) y del sistema hormonal (esterilidad, trastornos sexuales, etc.).

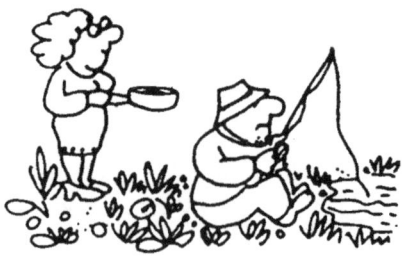

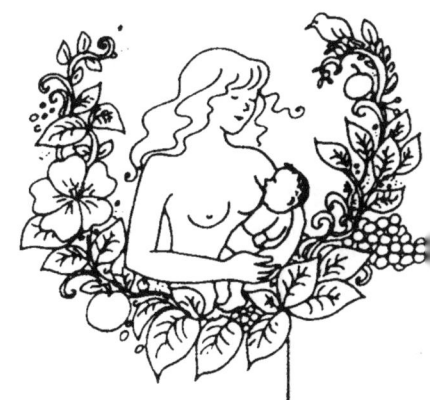

LA LECHE

Teniendo en cuenta su cantidad de grasas, la leche y los productos lácteos no deberían ser alimentos básicos, sino aportaciones ocasionales. Al contrario que la leche materna, la leche de vaca es muy rica en grasas. ¡Es mejor para el ternero que para el hombre!

La nata y sus derivados (mantequilla, queso graso) contienen ácidos que hacen que las paredes del colon se hagan permeables para las bacterias que se hallan en él. Estas pasan a la sangre y se asientan en lugares de poca resistencia, creando focos de inflamación crónica, de donde nacerán enfermedades degenerativas.

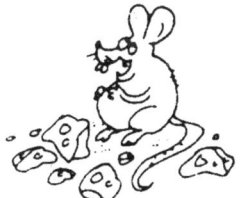

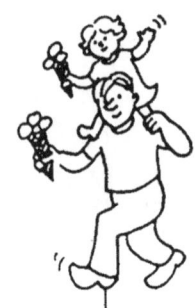

Es preferible, pues, la leche descremada a la leche entera, los quesos sin grasa a los quesos grasos, las grasas vegetales a la mantequilla, los sorbetes de agua a los helados de crema, etc.

Muchas personas no poseen las enzimas necesarias para una buena digestión de la leche. La mayoría de los asiáticos y de los africanos se encuentran en este caso, por ello, una alimentación que contiene productos lácteos les perturba seriamente.

Cada uno debe aprender, por propia experiencia, en qué medida puede digerir la leche y sus derivados.

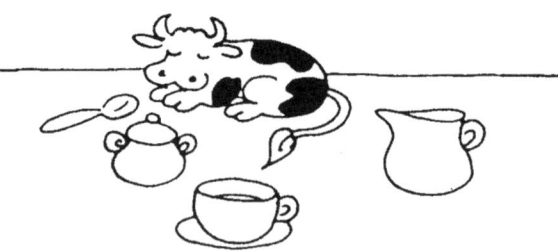

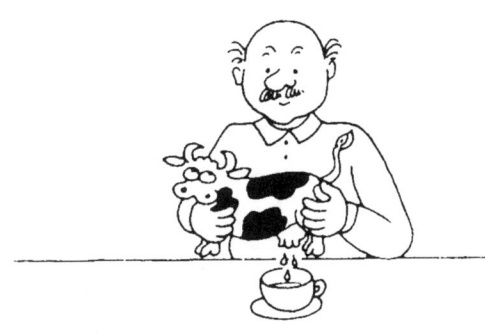

En todos los casos, es preferible utilizar productos lácteos fermentados como el yogur o el kéfir que están predigeridos por los bácilos lácticos.

La leche de cabra y sus derivados son menos grasos que la leche de vaca, más aptos, pues, para nuestro cuerpo.

Para los bebés destetados, se pueden preparar leches vegetales de alta calidad con cereales germinados, molidos y mezclados con agua o con alimentos oleaginosos (leche de almendras, avellanas, etc.).

A falta de leches vegetales, se les dará leche descremada. Los bebés demasiado mofletudos, saturados de grasas, tendrán tendencia a convertirse más tarde en individuos obesos y frágiles.

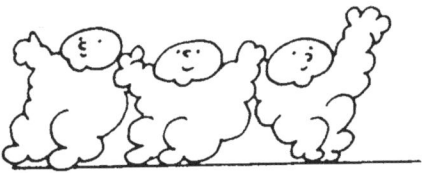

LAS GRASAS COCIDAS

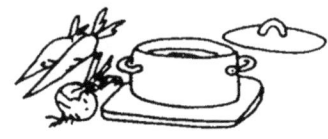

Todas las grasas, cocidas o fritas, desprenden sustancias nocivas por desintegración de sus moléculas (por lo tanto numerosas sustancias cancerígenas).

La hidrogenación es un procedimiento industrial que consiste en someter las grasas y los aceites a altas temperaturas, en refrigerarlos después, volverlos a calentar de nuevo, estabilizarlos químicamente, decolorarlos y volverlos a colorar artificialmente. La mayor parte de las margarinas están hidrogenadas.

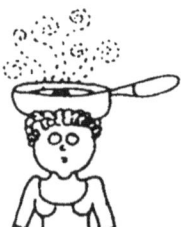

En vez de utilizar cuerpos grasos o aceites para la cocción, es mejor estofar los alimentos, con agua o sin ella, y luego añadir, en el plato, un poco de aceite fresco exprimido en frío, o margarina vegetal no hidrogenada.

Cuanto menos se cuece, mejor. La cocción al vapor, a fuego lento o al baño maría, permite conservar más vitaminas y sales minerales que la cocción clásica con agua y vapor a presión. Como los chinos y japoneses, se puede practicar una cocción de muy breve duración, que escalde los alimentos sin hacerles perder su tersura. Se puede aprender a cocer sin agua y sin cuerpos grasos.

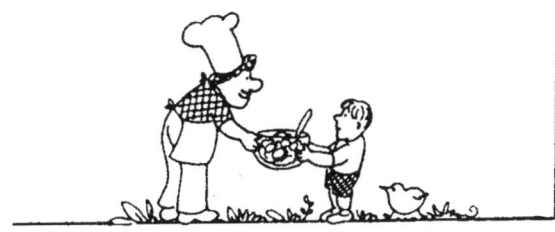

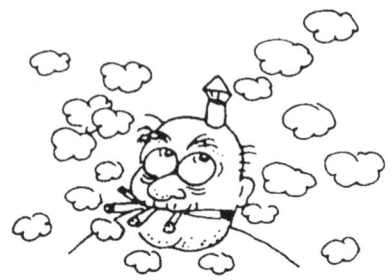

LOS EXCITANTES

Además de los «alimentos problemáticos» manifiestos, existen otras sustancias que provocan un estímulo excesivo en el organismo. Excitan el sistema nervioso central elevando la glucemia, aumentando la tensión arterial y originando una toxicomanía (cuando se les suprime, se presentan síntomas de carencia):

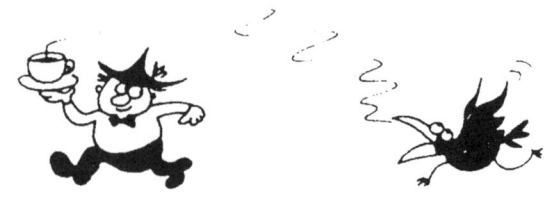

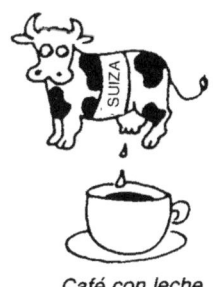

Café con leche

— El café no contiene más que una sustancia alimenticia válida: la niacina (vitamina B 3). La tolerancia del café es muy diferente de un individuo a otro, pero la cafeína es, para todos, un gran excitante y un agente cancerígeno importante.

El café descafeinado es más tóxico que el café natural debido a los aceites utilizados en el proceso de descafeinización. El café de cereales o de raíces puede constituir un sustituto útil, así como el café descafeinado con agua.

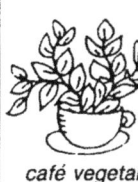

café vegetal

— El té, que contiene teína y cafeína, tiene los mismos efectos que el café.

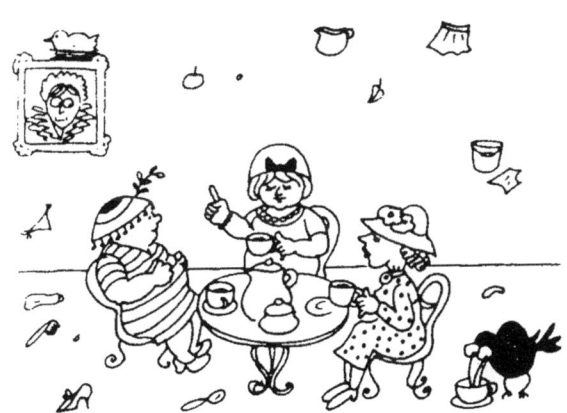

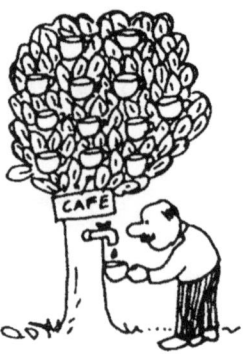

— El cacao es rico en sustancias excitantes.

— Las bebidas de coca contienen cafeína (1 litro de coca-cola contiene la cantidad de cafeína de dos tazas de café, 20 terrones de azúcar y sustancias químicas que crean dependencia).

— La mayor parte de las bebidas gaseosas contienen azúcar blanco y productos químicos estimulantes. Pocos padres se dan cuenta de que las coca-colas y bebidas gaseosas de todo tipo tomadas en cantidad por sus hijos, les predisponen a la necesidad de excitantes, necesidad que irá en aumento y les arrastrará hacia drogas cada vez más duras.

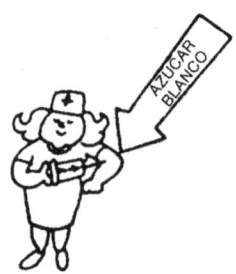

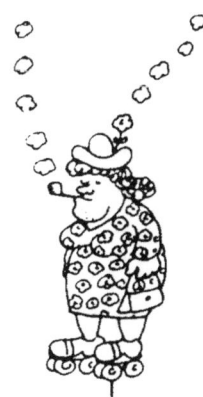

—En cuanto al tabaco, es el arsénico sobre todo el que produce desperfectos en el organismo: afecciones de las encías, cálculos en la vesícula, trastornos hormonales, etc. Es impresionante pensar que el tabaco es el responsable de más del 80 % de los cánceres de pulmón y de más del 40 % de todos los cánceres de los occidentales de sexo masculino.

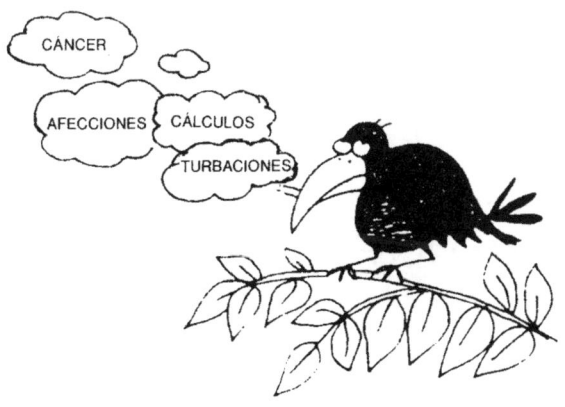

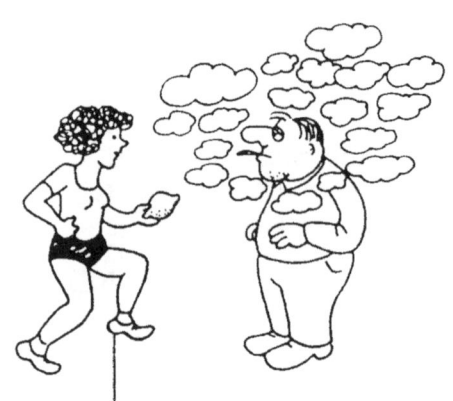

Pero, ¿cómo liberarse de ese hábito? Sabiendo que fumar provoca una carencia de vitamina C y que dicha carencia acentúa la necesidad de fumar, es fácil comprender el círculo vicioso del cigarrillo, que aumenta el nerviosismo que se pretende combatir. Para disminuir las ganas de fumar se puede llevar a cabo durante varias semanas una cura masiva de vitamina C natural (en tabletas o en forma de semillas germinadas, fruta, frutos secos y verduras crudas).

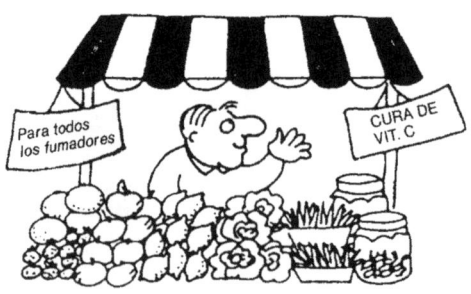

Para librarse de la costumbre de fumar, se puede practicar durante unos instantes la respiración y la relajación profunda, masticar chicle durante unos segundos o un trozo de palo de regaliz.

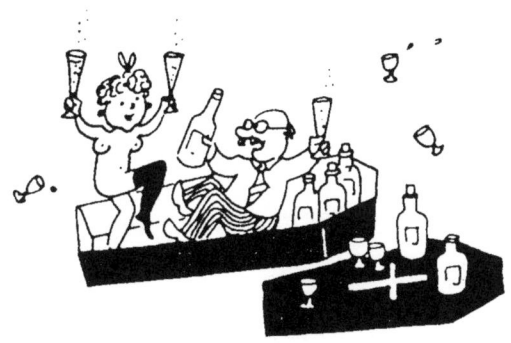

Un consumo regular de alcohol origina trastornos hepáticos, cardíacos y mentales.
En los países occidentales, más de un tercio de las hospitalizaciones tiene que ver directa o indirectamente con el consumo de alcohol.

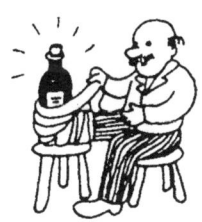

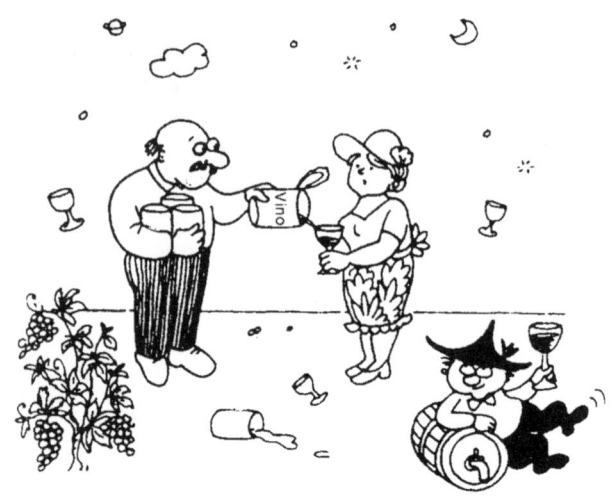

La mayor parte de los vinos sufren manipulaciones (se les añade azúcar y numerosos productos químicos, se les filtra con amianto, etc.) que transforman el «néctar de los dioses» en un veneno industrial.

— El alcohol perturba las funciones naturales y provoca una necesidad de beber cada vez mayor. La toma de vitaminas B (en forma de tabletas de vitaminas B naturales, de levadura o de granos germinados) acompañada de una supresión momentánea de todos los alimentos ricos en gluten (que perturban la asimilación de las vitaminas B) pueden ayudar al alcohólico a recobrar su independencia de una manera espectacular.

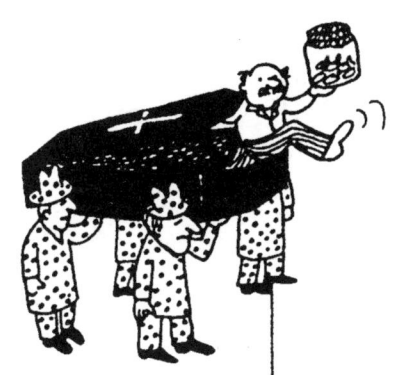

— La cerveza destruye la vitamina A del cuerpo y contiene sustancias cancerígenas.

— Las drogas y medicamentos químicos, consumidos regularmente, son todos nocivos, estén legalmente autorizados o no. Agreden al organismo y minan su resistencia. A la larga, originan una intoxicación que aniquila progresivamente las funciones vitales.
Modificando su alimentación con una aportación creciente de elementos vivos, se puede vivir la experiencia de liberarse progresivamente del estado de dependencia medicamentosa.

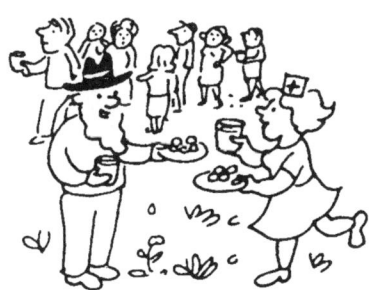

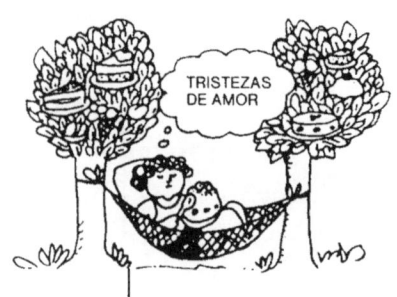

Toda toxicomanía es consecuencia de un malestar no aceptado que se intenta aplacar con sustancias artificiales. Lo propio de todas las drogas es proporcionar un breve momento de respiro para después retornar a trastornos más intensos que antes.

Que uno dependa de drogas duras o de un simple calmante, el problema es el mismo. Para desintoxicar el organismo, existen numerosos medios naturales que aseguran la reeducación mental, emocional y física que permite recobrar el bienestar perdido.

Con esta perspectiva, la alimentación viva propone experiencias que sustituyan paulatinamente las alternancias de paraísos artificiales y regresos amargos, por la creación de un jardín acogedor en el que maduren abundantemente los frutos de la alegría de vivir.

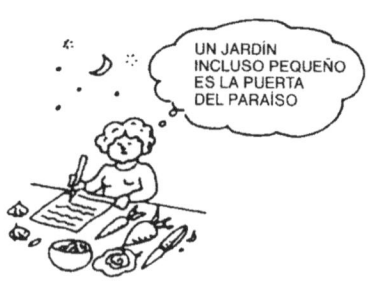

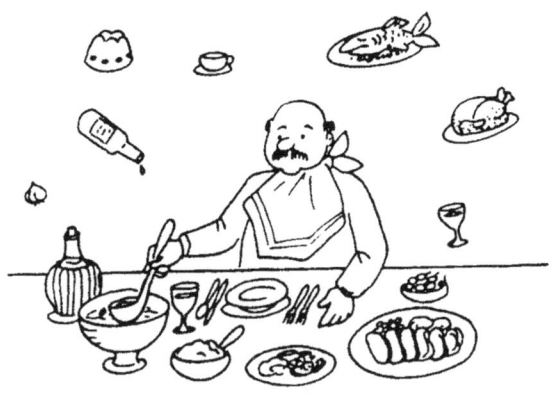

LOS ADITIVOS
alimenticios

Una verdadera explosión de aditivos químicos ha marcado el paso de una alimentación artesanal a la alimentación industrial.

La industria alimenticia se ha dedicado a manipular los alimentos en función de una producción masiva y rentable sin preocuparse de la salud de los consumidores. Y la opinión pública lo ha permitido, al primar la economía sobre la ecología.

De esta manera, se han sobrecargado los suelos con abonos químicos, se han inundado los cultivos con insecticidas, fungicidas, pesticidas y sustancias sintéticas, se ha atiborrado a los alimentos con desinfectantes, dulcificantes, neutralizantes, agentes espumosos, estabilizantes, espesantes, flexibilizantes, conservantes, colorantes, etc., etc.

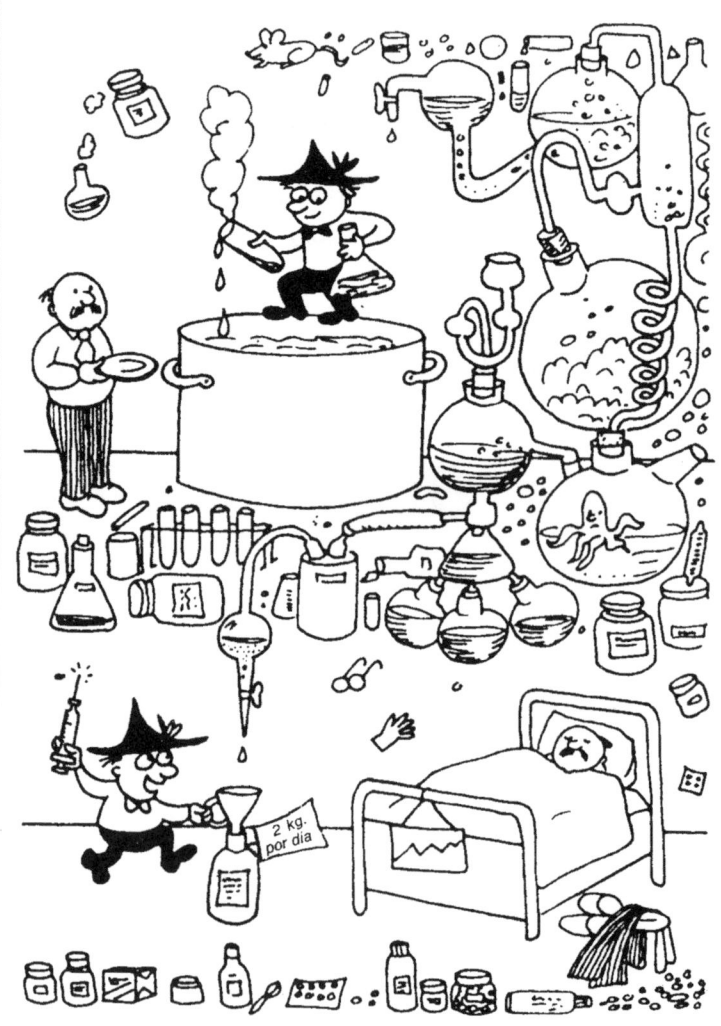

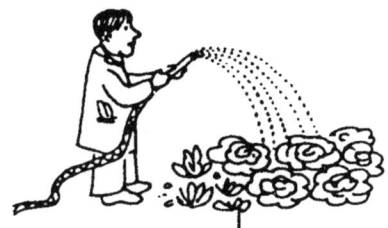

Esta avalancha de productos artificiales intoxica a los consumidores. Y ¡para aliviar sus males, se les ofrece... medicamentos químicos!

De esta forma, el hombre moderno ingiere cada año varios kilos de sustancias químicas que no tienen ningún valor alimenticio y son además nocivas para el organismo.

Nuestro cuerpo es, sin embargo, capaz de soportar cierta cantidad de sustancias contaminantes, siempre que una proporción suficiente de elementos biogénicos y bioactivos las contrapesen.

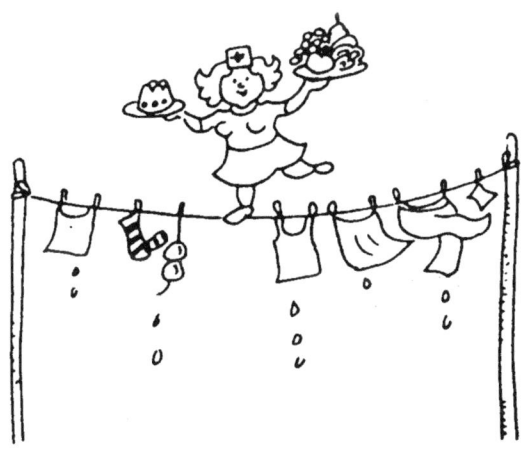

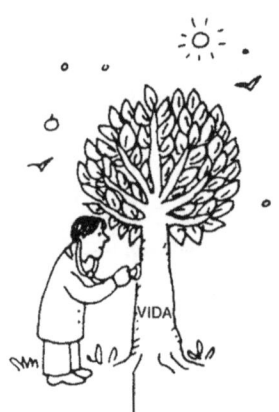

En lugar de quedarnos parados con un sentimiento de temor y de impotencia frente a la contaminación, podemos emprender una acción personal equilibrante. Eligiendo productos biológicos, reduciendo los intermediarios entre el productor y el consumidor y cultivando alimentos biogénicos, podemos corregir las carencias producidas por los alimentos desnaturalizados.

Lo importante es aprender a redescubrir poco a poco los alimentos naturales que son los guardianes de nuestra salud y los artífices de nuestra vitalidad.

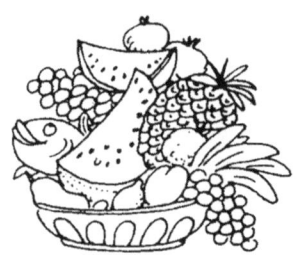

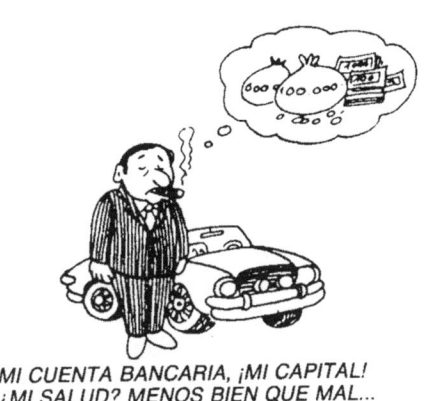

MI CUENTA BANCARIA, ¡MI CAPITAL!
¿MI SALUD? MENOS BIEN QUE MAL...

LAS ALERGIAS
alimenticias

Numerosas personas padecen alergias alimenticias, a menudo sin saberlo.

De hecho, la mayoría de las alergias se deben a la intoxicación general del cuerpo: cuanto más sobrecargadas se encuentran las funciones de eliminación, más violentamente reacciona con las sustancias de su entorno.

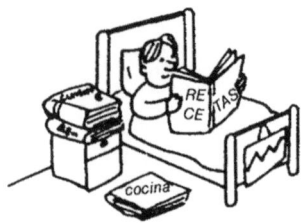

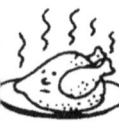

Los alimentos que con mayor frecuencia causan alergias son:

— la carne,
— la leche y los productos lácteos,
— los huevos
— los alimentos que contienen harina de trigo o de otros cereales ricos en gluten,
— los alimentos que contienen azúcar refinado,
— los alimentos que contienen aditivos químicos,
— los alimentos que contienen cacao (chocolate),
— el café, el té, la cola.
— el alcohol.

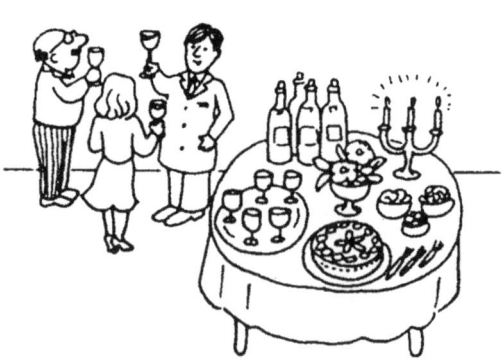

Mientras la resistencia general sea más fuerte que la carga alérgica, no se manifiestan los síntomas. Al disminuir la resistencia o aumentar la carga alérgica es cuando aparecen los problemas.

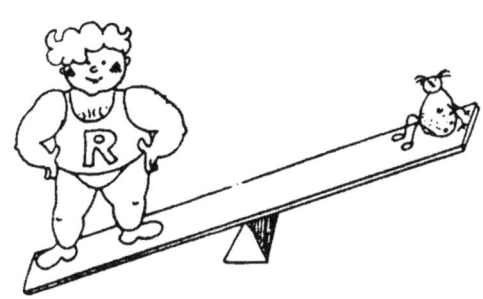

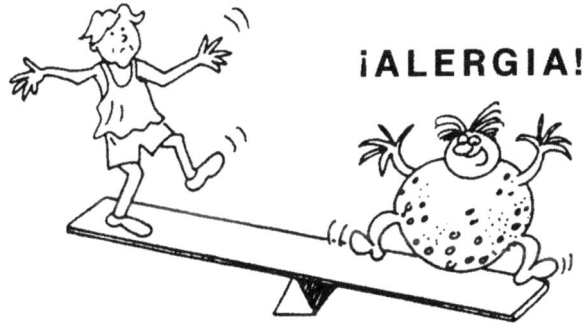

¡ALERGIA!

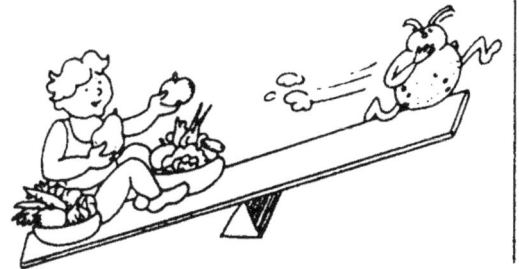

¡NO!

Los síntomas de alergias alimenticias más frecuentes son:

— nariz taponada o suelta
— garganta irritada (anginas)
— bronquios irritados (tos y asma)
— dolores durante la digestión,
— estreñimiento o diarrea,
— nerviosismo e irritabilidad,
— cansancio y dolores de cabeza, etc.

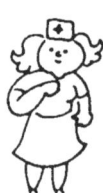

Todos estos síntomas desaparecen cuando los alimentos alergizantes se suprimen o aumenta la resistencia general. Una persona alérgica a un solo alimento lo descubrirá fácilmente: los síntomas desaparecerán si no se toma el alimento, pero reaparecerán en cuanto lo vuelva a tomar.

Cuando la alergia es múltiple, se aumentará la parte de alimentos vivos para disminuir globalmente la cantidad de alimentos problemáticos y permitir el refuerzo de la resistencia general. También se utilizarán los medios de desintoxicación que ayuden a acabar con las alergias más rebeldes.

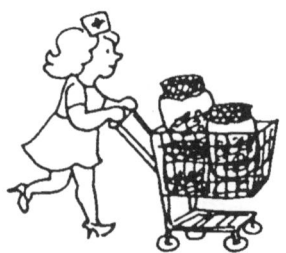

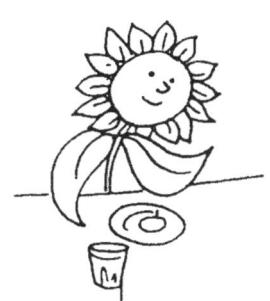

COMER BIEN

Las comidas exigen un momento de tranquilidad para que se puedan realizar en las mejores condiciones posibles.

Antes de comer es muy bueno dedicar un poco de tiempo a relajarse y a crear un sentimiento de aprecio hacia los alimentos.

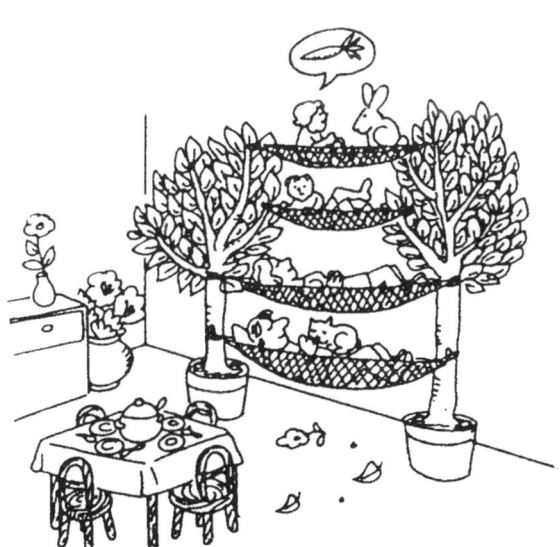

Un entorno agradable (olores, sonidos, materiales, colores, espacios, etc.) refuerza las ganas de comer apaciblemente y de masticar sin prisas.

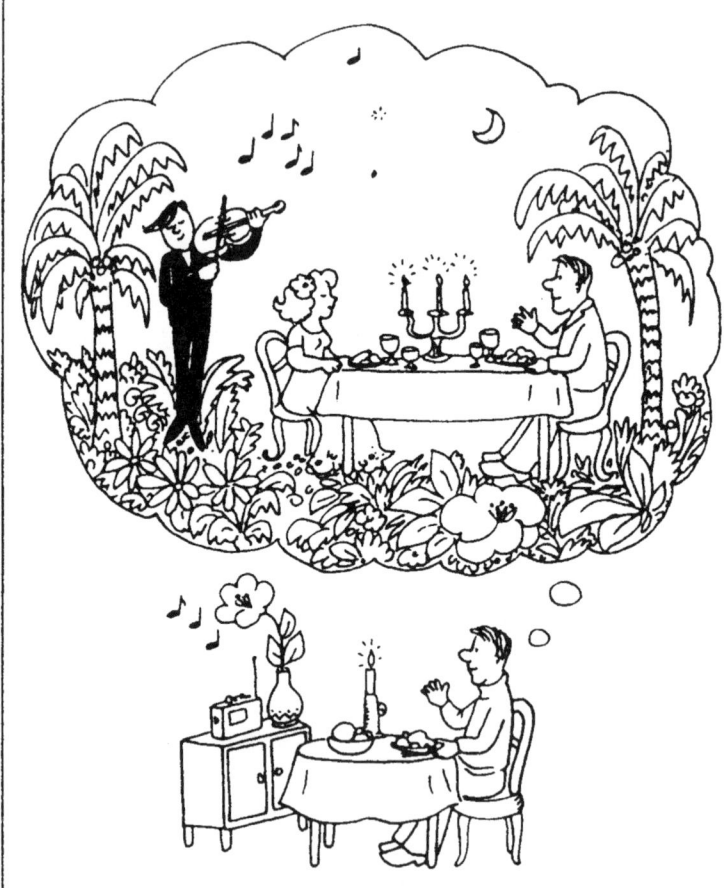

Dé preferencia a las comidas ligeras que le permitan levantarse de la mesa fresco y dispuesto, en vez de prolongar las comidas suculentas que originan pesadez y cansancio.

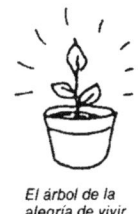

El árbol de la alegría de vivir

Es preferible tomar dos comidas y no tres, la calidad de los alimentos es más importante que su cantidad.

¡Libérese de los dogmas y de las ideas heredadas que le encierran dentro de esquemas rígidos! Esfuércese en cambiar a menudo sus costumbres, dejándose guiar por el humor y por la fantasía.

Haga de su alimentación un placer constante: coma a veces según los hábitos adquiridos y saboree el placer de lo conocido.

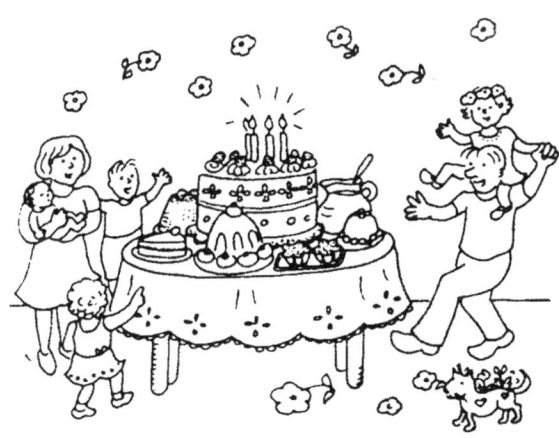

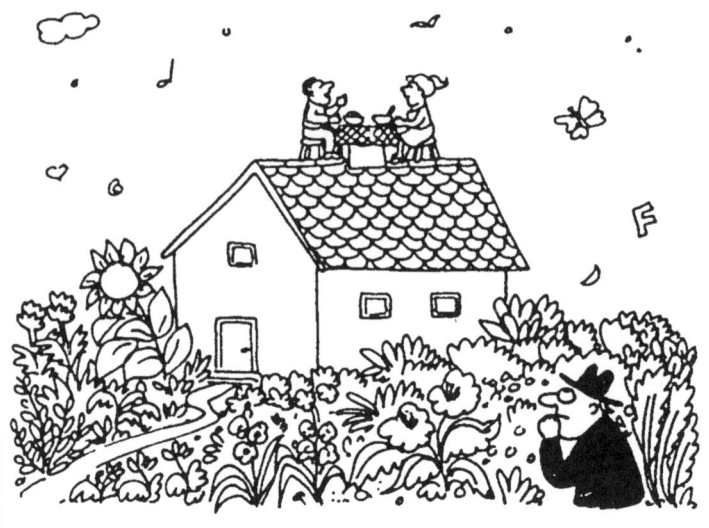

En otras ocasiones, aprenda nuevas formas de alimentarse explorando los recursos de la naturaleza.

Mediante la experimentación y la observación, conciénciese de las relaciones existentes entre lo que come y lo que siente.

Comience su aprendizaje de alimentación sana sustituyendo progresivamente los alimentos desnaturalizados por alimentos con potencial vital más alto.

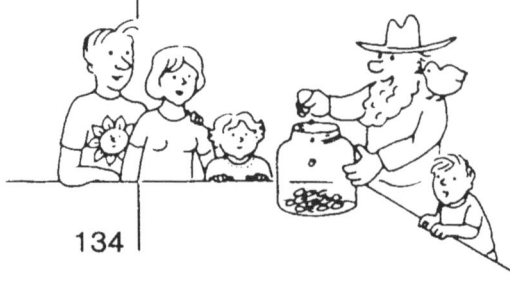

ALIMENTO	SUSTITUIDO POR:
Azúcar refinado	Miel, azúcar de abedul (xylitol), de cebada, de malta, de arce de caña entera.
Golosinas	Frutos secos, oleaginosos, semillas.
Chocolate	Algarrobas, albaricoques secos.
Sal	Hierbas aromáticas, algas en polvo, soja fermentada (tamari).
Cereales cocidos	Cereales germinados, o mijo, maíz, arroz, soja cocidos.
Harina de trigo (pan, pastas, pastelería).	Harina de mijo, de maíz, de arroz o de soja.
Pan con mantequilla, miel, mermelada...	Galletas de arroz inflado, pan negro de centeno, galletas crudas de trigo germinado.
Carne	Pescado, productos lactofermentados, oleaginosos, cereales y legumbres.
Proteínas animales	Proteínas vegetales
Café	Café de cereales, de raíces y de fruta.
Té	Té de hierbas.
Cacao	Harina de algarrobas
Bebidas gaseosas	Aguas minerales naturales.

ALIMENTO	SUSTITUIDO POR:
Tabaco	Regaliz para chupar o para mascar, chicle sin azúcar o con xylitol, brotes jóvenes de trigo masticados, oxigenación, relajación.
Alcohol	Zumo de frutas, «poción mágica».
Medicamentos quimicos	Remedios homeopáticos y naturopatas.
Grasas cocidas	Aceites frescos después de estofar o sin agua.
Conservas	Alimentos frescos.
Alimentos cultivados quimicamente.	Productos biogénicos
Frutas y verduras exóticas o cultivadas en invernadero.	Frutas y verduras de la temporada.
Alimentos cocidos	Alimentos crudos
Estimulación mediante excitantes artificiales.	Estimulación mediante las fuerzas naturales: aire, agua, sol, ejercicios físicos, alimentos biogénicos y bioactivos.
Costumbres adquiridas	Instinto alimenticio
Alimentos muertos	¡ALIMENTOS VIVOS!

Explorando formas de alimentarse que nos lleven por los caminos de la salud, nos liberaremos de los trastornos físicos, de las cadenas emocionales, de las limitaciones mentales y espirituales.

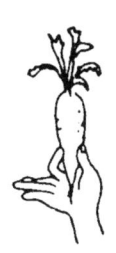

Mediante experiencias progresivas, descubriremos que la nutrición es uno de los elementos claves de nuestro bienestar.

Simplificando nuestra alimentación, haciendo un gran sitio para los alimentos vivos, estamos descontaminando nuestro organismo y despertando la intuición profunda que nos guía siempre hacia más vitalidad, más equilibrio y más alegría de vivir.

De esta forma, podemos dejar de sufrir síntomas y enfermedades para descubrir que nuestra salud está en nuestras manos.

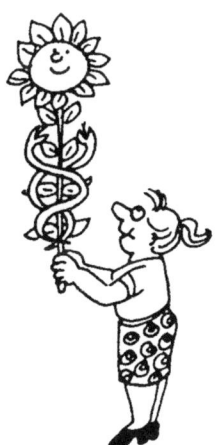

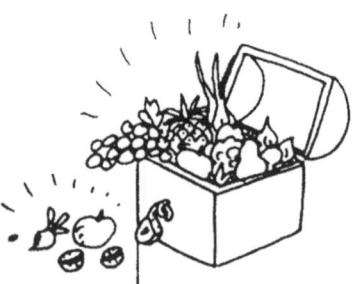

LAS INFORMACIONES CONTENIDAS EN ESTE LIBRO TIENEN COMO FINALIDAD MOSTRAR UNA DIRECCIÓN: EL APRENDIZAJE DE UNA ALIMENTACIÓN VIVA Y VARIADA, LIBRE DE LA OBLIGACIÓN Y DE LA CULPABILIDAD.

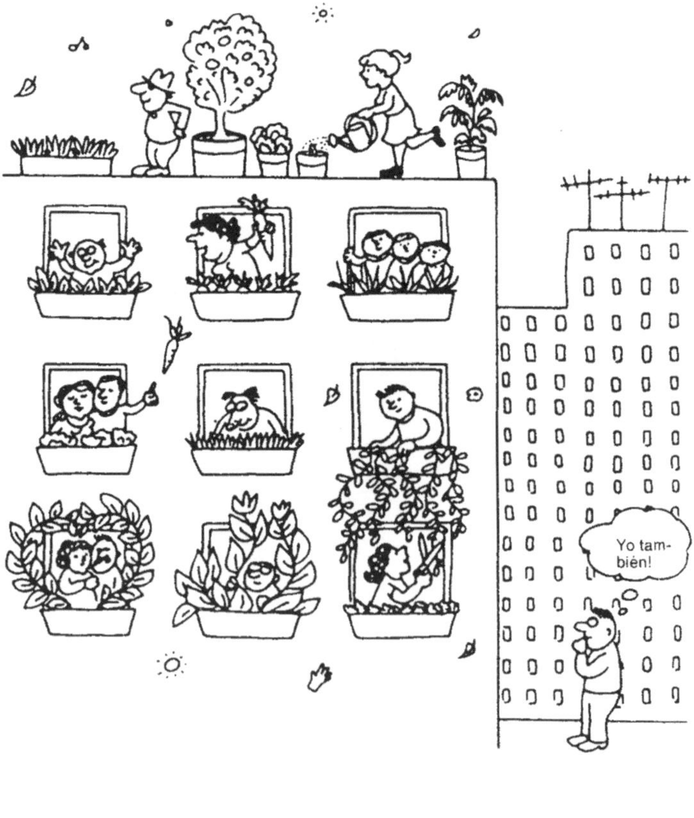

Yo también!

CUANTO MÁS NOS ATREVEMOS A CAMBIAR NUESTRAS COSTUMBRES Y A PRACTICAR NUEVAS EXPERIENCIAS, MÁS AUMENTA NUESTRA CAPACIDAD DE VIDA.

QUE COMER SEA UNA ALEGRIA Y NUESTRA ALIMENTACIÓN NOS PROPORCIONE SALUD, BELLEZA Y JUVENTUD.

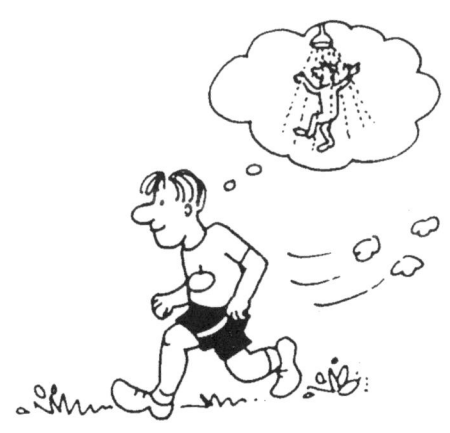

*Soy feliz, fácil y naturalmente.
La salud, ¡es mi riqueza!*

ANEXO

Preguntas y respuestas

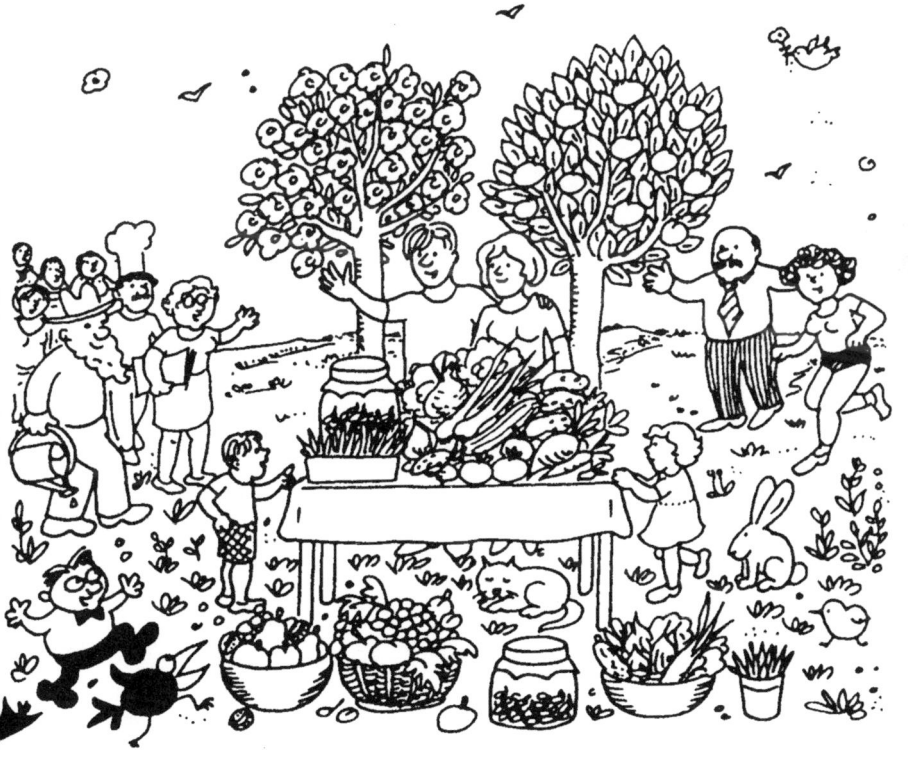

Estas son algunas respuestas a las preguntas más planteadas por parte de nuestros lectores.

Pregunta:

¿Por qué las dosis de vitaminas indicadas por ustedes son diferentes a las recomendadas por los organismos oficiales?

Respuesta:

Porque tenemos en cuenta al individuo real, vivo y en evolución, y no las estadísticas.

Las dosis recomendadas por los organismos oficiales, como la «Food and drug administration» de los Estados Unidos, son dosis medias diarias aconsejadas para un individuo medio. Es como si se aconsejara a todos los habitantes de un mismo país llevar zapatos del 39 porque el tamaño medio de la población fuera el 39. El individuo medio no existe más que teóricamente. Nuestras necesidades cambian constantemente en virtud de nuestra forma de vida, nuestras emociones y nuestros pensamientos. Además, las cantidades de vitaminas necesarias para un individuo de buena salud no pueden compararse con las dosis que se necesitan para equilibrar la salud de una persona que vive en un estado de toxicidad general. Así, un fumador necesita con frecuencia una dosis diez veces mayor en vitamina C que una persona que no fuma. Finalmente, hay que tener en cuenta el origen de las vitaminas, pues la dosificación de las vitaminas naturales es diferente a la de las vitaminas sintéticas. Las vitaminas naturales son ricas en minerales, oligoelementos y otras sustancias biológicas que permiten una mejor utilización de los elementos suministrados evitando los efectos secundarios.

En este libro no hemos hablado de las dosis de mantenimiento aconsejadas a personas en perfecto estado de salud, sino de dosis preconizadas por escuelas como la de medicina ortomolecular de los Estados Unidos. Corresponden a las necesidades de los occidentales que, en su mayoría, sufren importantes carencias vitamínicas. En cuanto se recobra el equilibrio, una alimentación viva y equilibrada hará inútil la toma de vitaminas. Está claro que los alimentos biogénicos constituyen la forma ideal de vitaminoterapia natural. Confiar en la naturaleza, que es el químico más extraordinario del mundo, ofrece todas las ventajas: las semillas germinadas, por ejemplo, cuestan infinitamente menos que todas las vitaminas en cápsulas o en comprimidos y respetan mejor la armonía de los elementos nutritivos vivos que cualquier mezcla preparada por el hombre.

Pregunta:

Muchos libros hablan de las combinaciones alimenticias. ¿En qué consisten?

Respuesta:

Lo ideal sería no mezclar los alimentos en absoluto, pues es más difícil darse cuenta de si el alimento nos conviene cuando se condimenta y se asocia con otro. Comer cada alimento por separado, guiado por su instinto, no está al alcance de todo el mundo. Para muchos, la modificación de las costumbres alimenticias dura meses, incluso años.

Cada uno puede aprender a darse cuenta por experiencia personal de lo que le conviene. La secreción de los jugos gástricos, pancreáticos, biliares e intestinales varía según los alimentos ingeridos, y algunas mezclas son más difíciles de digerir que otras. Es útil, pues, conocer las grandes leyes de las combinaciones alimenticias:

Incompatibles:

— *fruta + verduras (excepto la manzana que sí puede combinarse con las verduras)*
— *fruta + azúcar*
— *cereales + productos lácteos*
— *cereales + carne*
— *carne + productos lácteos*
— *huevos + productos lácteos y carne*

Poco compatibles:

— *frutas dulces más frutas ácidas*
— *verduras más productos lácteos*
— *grasas y aceites más carne*
— *cereales y legumbres germinadas más productos lácteos*
— *legumbres germinadas más fruta*
— *cereales más azúcar*

Compatibles:

— *fruta más semillas germinadas*
— *fruta entre sí*
— *cereales más verduras*
— *cereales más fruta*
— *carne más verduras*
— *productos lácteos más verduras*

Para tomar solos:

— *melones y sandías*

Según lo expuesto, podemos afirmar que la alimentación occidental acumula todos los errores (por ejemplo: pan + mantequilla + confitura; fruta + azúcar; cereales + productos lácteos; carne + nata o mantequilla; carne + huevos, etc.).

Numerosos trastornos digestivos (gases, estreñimiento, diarrea, dolores de cólico agudos y crónicos) y el exceso de peso, desaparecen como por encanto si se respetan estos grandes principios. Se procurará no tomar fruta al final de las comidas, momento en el que se digiere mal y se diluyen los jugos gástricos destinados a otros alimentos. Es mejor tomarla fuera de las comidas.

Por lo que respecta a las verduras crudas, deben tomarse preferentemente al principio de las comidas. Muchas personas creen que no pueden soportar los alimentos crudos porque los toman en mitad de las comidas o los mezclan con alimentos incompatibles.

Las semillas germinadas se mezclan muy fácilmente con casi todos los demás alimentos. Debido a su riqueza en enzimas, facilitan la digestión en todas las circunstancias. Para el adulto son el equivalente de la leche materna para el recién nacido: el alimento más útil para proporcionar salud y vitalidad. Las semillas germinadas ofrecen soluciones notables tanto para el problema de las enfermedades de sobrecarga de los países ricos como para los dramas tales como el del hambre en el mundo (icon semillas germinadas se puede alimentar a 20 veces más personas que con la carne!).

Obras especializadas explican con detalle estas combinaciones alimenticias, cuyo principio general es el de DISOCIAR AL MAXIMO los alimentos.

Pregunta:

¿Se pueden clasificar los alimentos según su vitalidad y su digestibilidad?

Respuesta:

Cuanto más vivo es un alimento, más rico en enzimas, vitaminas y en sustancias biológicas activas, más elementos útiles proporciona al cuerpo sin exigir esfuerzo al sistema digestivo. La carne y la leche son «concentrados de vegetales». Su riqueza en grasas y en proteinas hizo que la dietética de hace algunas décadas les considerara como alimentos completos y muy nutritivos. Se ha hecho de ellos las estrellas de la alimentación occidental, creando generaciones de personas demasiado gruesas y cada vez más enfermas. Cuanto más concentrado es un alimento, más debe trabajar el aparato digestivo para descomponer las moléculas complejas en moléculas simples y eliminar todas las sustancias inútiles o presentes en cantidades excesivas.

Cuando se consumen productos animales, alimentos cocidos o que contienen sustancias químicas, el esfuerzo digestivo es mucho mayor que para los alimentos vivos. Eso se traduce en un aumento de la temperatura del cuerpo, una aceleración del ritmo cardiaco y un estímulo de la respiración. Todo eso parece agradable, pues cuanto más intoxicado está un individuo, más necesidad de alimentos tipo «latigazo» tiene para estimularse y sentirse bien. Cuanto más alimentos de esa clase consume, más se intoxica, creando un estado de malestar que no cesa más que durante las pocas horas de estímulo artificial que siguen a las comidas. La intoxicación del cuerpo es el origen de esa intoxicación alimenticia que engendra una dependencia tan nefasta como las drogas duras.

Después de haber comido alimentos «pesados», los glóbulos blancos aumentan en la sangre (leucocitosis digestiva), cosa que no ocurre después de haber tomado alimentos vivos. Un organismo envejece prematuramente cuando, varias veces al día, y durante decenas de años, se le impone una movilización del sistema de defensa simplemente para luchar contra la agresión repetida de alimentos inadecuados tomados en grandes cantidades. Eso permite comprender el dicho «el hombre no muere, se mata», o la expresión «cavar la tumba con los dientes».

El cuadro siguiente resumirá estas nociones:

CLASIFICACIÓN DE LOS ALIMENTOS, según su vitalidad, su digestibilidad y su efecto general:

1. ALIMENTOS CON GRAN VITALIDAD
   — fáciles de digerir.
   — mantienen los mecanismos de desintoxicación del cuerpo.

1 a. ALIMENTOS BIOGÉNICOS
   — semillas, cereales y feculentos en germinación, brotes jóvenes.

1 b. ALIMENTOS BIOACTIVOS
   — bayas, fruta, semillas, oleaginosos crudos.

2. ALIMENTOS CON ESCASA VITALIDAD
   — son alimentos que exigen un considerable trabajo digestivo
   — obstruyen el organismo

2 a. ALIMENTOS BIOSTÁTICOS (por orden creciente de trabajo digestivo)
   — pescado, productos marinos
   — productos a base de leche de cabra
   — yogures, quesos blancos frescos
   — leche y quesos
   — huevos
   — caza
   — carnes blancas
   — carnes rojas

2 b. ALIMENTOS BIOCÍDICOS

— azúcar, sal, cacao, té, alcohol, grasas cocidas, gluten, aditivos y sustitutos químicos.

Pregunta:

¿Cómo cambiar las costumbres sin crear frustraciones?

Respuesta:

No se trata de plantearse un problema con la alimentación, ni de precipitarse en creencias alimenticias intransigentes. Tampoco es necesario conocer todos los estudios cifrados de dietética cuantitativa, ni de investigar desesperadamente para saber quién tiene razón. De hecho, todas las escuelas, que forman parte de la dietética oficial o de enfoques alternativos, tienen su parte de razón. Pero el único medio de integrar los elementos que presentan y de hacer una síntesis personal consiste en APRENDER A CONOCERSE. Para librarse de las costumbres alimenticias que nos ponen enfermos, hay que introducir progresivamente modificaciones simples de la forma de vida; frente a las revoluciones alimenticias brutales, a los regímenes draconianos, a los sistemas sectarios, es preferible una evolución hacia el conocimiento de sí mismo, hacia un aprendizaje que se va elaborando mediante experiencias sucesivas. Seleccionando de entre las informaciones que se presenten las ideas de cambios que nos parecen fáciles y divertidas de realizar, introducimos movilidad en nuestra existencia. Modificando los hábitos, aunque no fuera más que durante el tiempo que dura una comida o una jornada, se puede observar lo que se produce dentro de nosotros y descubrir lo que nos conviene y lo que no nos conviene. Poco a poco se aprende a distinguir los alimentos que proporcionan energía y los que la toman. Dirigiéndonos hacia una alimentación cada vez más acorde con las necesidades de nuestro cuerpo, nos damos cuenta de que la necesidad de dormir puede disminuir en un tercio, incluso en la mitad. ¡Cuántas personas se quejan de estar cansadas y de no tener tiempo para actividades creadoras sin darse cuenta de que sus fuerzas vitales están siendo acaparadas sencillamente por un trabajo digestivo excesivo!

Haciendo saltar el collar de hierro de las ideas recibidas, simplificando la alimentación, encaminándose hacia una alimentación mucho más viva, aprendiendo a producir uno mismo sus propios alimentos, todo el mundo puede descubrir un nuevo arte de vivir hecho de movilidad, de salud, de vitalidad y de alegría.

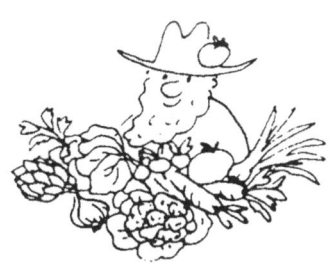

INDICE

Introducción 7
La Salud 10
La Vitalidad de los Alimentos 17
   1. Alimentos biogénicos que engendran la vida 18
   2. Alimentos biostáticos que activan la vida 19
   3. Alimentos biostáticos que moderan la vida 20
   4. Alimentos biocídicos que destruyen la vida 21
El Equilibrio Alimenticio 23
Semillas Germinadas y Brotes Jóvenes .. 29
   a) Para hacer germinar las semillas ... 29
   b) Para cultivar brotes jóvenes 34
El Instinto Alimenticio 40
Modificar las costumbres alimenticias .. 45
La Digestión 48
Los Glúcidos. Categoría de los alimentos ... 55
Los Lípidos 59
Los Prótidos 61
Vitaminas Minerales Oligo-elementos y Enzimas 65
Cuadro de Vitaminas 68
Minerales 76

Oligo-Elementos 80
Los Alimentos Lacto-Fermentados 83
Las Bebidas 87
Los Alimentos Problemáticos. El Azúcar 91
La Sal 97
El Gluten 99
La Carne 103
   La carne origina en el hombre: 104
El Pescado 107
La Leche 109
Las Grasas Cocidas 112
Los Excitantes 114
Los Aditivos Alimenticios 123
Las Alergias Alimenticias 127
   Los alimentos que con mayor frecuencia causan alergias son: 128
   Los síntomas de alergias alimenticias más frecuentes son: 130
Comer Bien 131
   Tablas. Alimento - Sustituido por: 135
Anexo. Preguntas y Respuestas 141
   Clasificación de los Alimentos según su vitalidad; su digestibilidad y su efecto general: 148

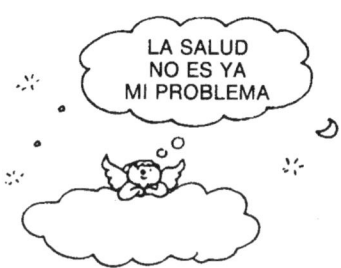

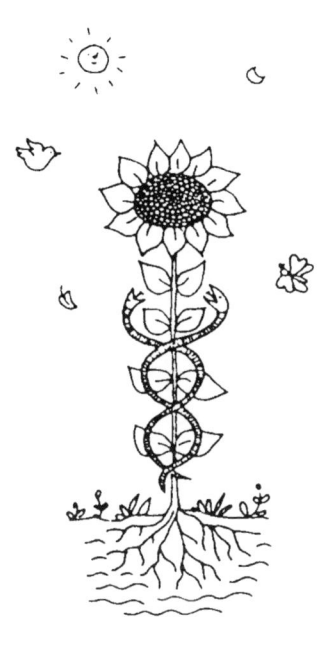